Thomas H. Loew

Kriegsschauplatz Gehirn

Schadensbegrenzung bei traumatischen Belastungen

Inklusive:
Das Entspannungs-ABC –
ein Erste-Hilfe-Kurs für die Seele

Psychosozial-Verlag

Bibliografische Information der Deutschen Nationalbibliothek
Die Deutsche Nationalbibliothek verzeichnet diese Publikation
in der Deutschen Nationalbibliografie;
detaillierte bibliografische Daten
sind im Internet über http://dnb.d-nb.de abrufbar.

Originalausgabe

Walltorstr. 10, D-35390 Gießen
Fon: 06 41 - 96 99 78 - 18; Fax: 06 41 - 96 99 78 - 19
E-Mail: info@psychosozial-verlag.de
www.psychosozial-verlag.de

Umschlagabbildung: © Thinkstock/iStock
Umschlaggestaltung und Innenlayout
nach Entwürfen von Hanspeter Ludwig, Wetzlar
ISBN 978-3-8379-2720-7

Inhalt

Einführung

Oktober 2015: Die Flüchtlingskrise ist in allen Köpfen. Millionen seien schon da, Millionen sollen noch kommen. Vergleiche drängen sich auf: 1945, aber auch 1992, im ersten Fall ebenfalls eine siebenstellige Zahl von Menschen, im zweiten immerhin über 200.000. Reichen warmes Essen, ein Dach über dem Kopf und eine mittelfristige Perspektive? Wie umgehen mit dem Erlebten: Bedrohung, Misshandlungen, Folter, Flucht, Vertreibung? Schwamm drüber und neu anfangen? In diesem Buch wird für Laien verständlich erklärt, wie menschliche Gehirne biologisch ausgestattet sind, um Herausforderungen und Belastungen in sozialer Gemeinschaft zu bewältigen und welche Veränderungen und Konsequenzen Verbrechen, Kriegshandlungen und Katastrophen zur Folge haben.

Zunächst nicht verständliche Gefühlsregungen oder Verhaltensweisen werden so nachvollziehbar. Auf dieser Basis können wir überlegen und vielleicht auch anbieten, was die tief verletzten Seelen brauchen, um wieder richtig am Leben teilhaben zu können.

Warum sollten wir uns für dieses Schlachtfeld interessieren?

Noch nie haben auf unserem Planeten so viele Menschen gelebt wie heutzutage. Noch nie hat es so viele Millionäre gegeben, aber auch die Kluft zwischen Arm und Reich war noch nie so gravierend. Noch immer haben viele Menschen auf dieser Welt kein sauberes Wasser, werden falsch oder nicht ausreichend ernährt, haben kaum einen Zugang zu Informationen und viele haben Waffen in den Händen, die sie eigentlich nicht haben sollten. Die Anzahl der Demokratien ist übersichtlich, noch nicht einmal 50% der Staaten verfügen über frei gewählte Parlamente und damit nicht einmal die Hälfte der Weltbevölkerung (Allemendinger, 2013).

Seitdem es Aufzeichnungen gibt, wird vornehmlich über Konflikte, Feldzüge, kriegerische Auseinandersetzungen und Eroberungen berichtet, seien es altägyptische Aufzeichnungen, griechische oder römische Literatur, der mitteldeutsche Simplicissimus oder Tolstois »Krieg und Frieden«. Der Krieg ist der Vater vieler Dinge, wie Feldflasche oder Tornister, aber auch von ungezählten Opfern. Die Sicht der Welt ist immer eine Subjektive. Jedes einzelne menschliche Wesen kreiert seine Welt neu und das immer im Bezug zu allen anderen. Im Prinzip ist jeder aktuell lebende Mensch mit jedem über drei Handschläge verbunden, oder haben Sie noch nie jemandem die Hand geschüttelt, der jemandem die Hand geschüttelt hat, der mit dem Papst, dem Dalai Lama oder dem amerikanischen Präsidenten einen Handschlag ausgetauscht hat? Wir müssen uns nicht mit der Historie der Kriegsführung befassen. Das gleiche gilt für das Thema Kriegsopfer. Oder kennen Sie niemanden, der jemanden kennt, der ein Flüchtling ist?

Krieg führt schon rein physikalisch zu viel Unheil, schon immer, jedoch noch nie in diesem Ausmaß wie jetzt. Aber er spielt sich auch in unserer subjektiven Welt ab, und das ist keine Nebensächlichkeit oder ein Kollateralschaden. Die Vernichtung der kognitiven und emotionalen Fähigkeiten, die Beeinträchtigungen der individuellen Möglichkeiten, Beziehungen aufzunehmen, zu gestalten und in Bindungen zu verankern, ist wahrscheinlich das größte Problem, das wir als Folge von Terror und Krieg meistern müssen.

Wir sollten uns also mit dem beschäftigen, was in unserem Gehirn passiert,

- wenn wir misshandelt werden,
- wenn wir uns Kriegshandlungen ausgesetzt sehen,
- wenn wir vertrieben werden
- oder flüchten müssen,

weil die Folgen nicht nur unser soziales Leben beeinflussen, nicht nur Durst, Hunger oder körperliche Krankheit verursachen, sondern auch in unserem Gehirn deutliche Spuren hinterlassen.

Manchmal lässt sich Unglück, etwa bei Naturkatstrophen, nicht vermeiden, aber wir können etwas gegen die Folgen tun. Je früher wir uns um die Opfer kümmern, desto erfolgreicher werden wir sein.

Möglicherweise stellen Sie sich die Frage, warum sich

gerade die psychosomatische Medizin um dieses Thema kümmert: Die psychosomatische Medizin ist im Orchester der medizinischen Gebiete die Disziplin, die psychosoziale Zusammenhänge am meisten berücksichtigt (Loew, 2015).

Mittlerweile können wir auch wissenschaftlich gut belegen, dass zwischenmenschliches Agieren nicht nur ein psychologisches oder virtuelles Phänomen ist, sondern auch auf der zellulären Ebene einen molekularen Niederschlag findet, und zwar nicht nur in den Nervenzellen. Das Ganze gilt genauso umgekehrt: Das, was in den Zellen passiert und zwar in jeder Zelle in unserem Körper, führt auch zu Veränderungen in der Wahrnehmung und wichtiger, im Zusammenleben.

Am Ende dieses Buches werden Sie nebenbei verstanden haben, wie sie als Personen, als Menschen, durch Ihr Reden oder Tun, aber auch ohne Worte – wenn sich Gedanken auf der körperlichen Ebene einen Ausdruck verschaffen – Wirkung zeigen und Menschen, mit denen Sie unmittelbar zu tun haben, unbewusst beeinflussen, im Guten, dem Unterstützen und Beruhigen, wie im Schlechten, dem Bedrohen oder seelisch Schaden.

Auf diesem Weg wirkt »Beziehungs-Medizin«, die »Droge« (im ursprünglichen, englischen Text »drug« oder weniger scharf »die Arznei«) »Arzt« der, wir in der Psychosomatik einen besonderen Stellenwert einräumen.

Dieses Buch soll auch dabei helfen, dass Menschen dazu befähigt werden, das, was man nicht mehr ungeschehen machen oder verändern kann, besser zu bewältigen. Das Leben bietet eine Fülle von Beispielen gelungener Integration schlimmster Schicksale, nach Unfällen, bei Behinderungen, in der Folge schwerer Krankheit, wobei das Umfeld zur Bewältigung sehr viel beitragen kann: Materiell, aber auch durch eine passende Einstellungen zum Leben – von allen Beteiligten.

Psychosomatiker sind die Spezialisten für die vielschichtige Wechselwirkung zwischen der Wahrnehmung, der neuronalen Verarbeitung, der Bewertung, des Erinnerns insbesondere im intersubjektiven Raum. – Damit ist das gemeint, was sich zwischen den Menschen auf der persönlichen und der sozialen Ebene abspielt und immer auch körperliche Regelungsvorgänge mit einschließt. Und immer zu berücksichtigen, dass das bisher Erlebte auch eine Bedeutung für die Bewertung dessen hat, was sich gerade unmittelbar ereignet.

Der passende Begriff hier ist »Er-Inner-ungs-Medizin«: Wir helfen dabei, mit den Betroffenen im Einklang alte, erlebte, nicht ausreichend in das Ganze integrierte Geschichten wieder an die Oberfläche zu bringen, in das bewusste Denken zu befördern, um das damals Erlebte und aktuell Erinnerte in etwas zu wandeln, was dem Leben jetzt dienen kann. Mit den alten Erinnerungen oder oft eben auch »Nicht-Erinnerungen« sind – physiologisch verknüpft – Hirnfunktionsveränderungen, die zum einen natürlich auch einen evolutionären Sinn haben, sonst hätte dieser Reaktionsmodus über die Zeit hinweg nicht Bestand gehabt. Es gibt aber auch Situationen, da sind genau diese neurophysiologischen evolutionären Errungenschaften hinderlich:

- eine veränderte Gedächtnisfunktion oder
- ein Notfallprogramm, das uns gegen Sinneseindrücke abschotten kann, oder
- ein Herunterregeln von intensiven negativen Gefühlen.

Das, was in Notsituationen und danach im Gehirn vor sich geht, verändert Verhaltensmuster. Und das können wir zu spüren bekommen.

Eine Zeitreise – Zurück in den Krieg und in die Zukunft

Die Idee zu diesem Buch entstand auf einer Veranstaltung zur Flüchtlingsproblematik in unserer Stadt. Der kleine Saal platzte im September 2015 aus allen Nähten. Bei 2.700 Flüchtlingen, die in unserer Stadt Regensburg, mit ungefähr 160.000 Einwohnern, Platz gefunden hatten, stellte sich die Lage auf den ersten Blick gar nicht so dramatisch dar. Als Erstaufnahmeeinrichtungen standen bei uns eine große, alte Kasernenanlage und die Turnhalle einer städtischen Schule zur Verfügung. Die Hälfte der Flüchtlinge war bereits dezentral in Wohnungen über das Stadtgebiet und im stadtnahen Landkreis untergebracht.

Die Ängste, die die auf der Versammlung anwesenden Bürger laut werden ließen, waren wahrscheinlich dieselben wie überall: Einzelne Stimmen brachten die Sorge um die Sicherheit, den als ungerecht erlebten Einsatz von Steuermitteln zum Ausdruck, oder die drohende »Überfremdung« gerade in den Grund- und Mittelschulen, die die einheimischen Schüler zu kurz kommen lassen könnte. Der Hinweis, dass die Menschen in unserem Bundesland schon einmal eine solche Situation gemeistert haben, als in Bayern mehrere Millionen Flüchtlinge nach dem Krieg 1945–1949 erfolgreich integriert worden seien, wurde mit den Worten kolportiert, dass das doch etwas ganz anderes gewesen sei.

Ich bin dem Zwischenruf: »Wir waren Vertriebene und keine Flüchtlinge« und hätten dieselbe Sprache und Kultur, nachträglich sehr dankbar, denn in dem Augenblick fielen mir die Erzählungen von meinen Verwandten und deren Freunden wieder ein: Ich (der Autor) war ja selbst so etwas wie ein halbes »Flüchtlingskind« und nur durch die (politisch intendierte) Definition, bei vor 1949 zugezogenen nicht mehr von »Flüchtlingen« zu sprechen, hat sich hinsichtlich dessen, was sich in den Gehirnen der Betroffenen durch die Kriegsereignisse und die Flucht abgespielt hatte, nichts verändert.

Nun war ich als Neurowissenschaftler gefragt. Ich möchte mit diesem Buch eine Brücke schlagen und in einer einfachen Sprache erläutern, dass zwischen dem, was vor über 70 Jahren passiert ist und viele Familien in Deutschland betraf und betrifft, weil die Auswirkungen des nicht verarbeiteten Unheils aus psychotherapeutischer Sicht weiterhin, nicht nur bei Großeltern und Eltern, sondern über die Generationen hinweg auch bei den Enkeln und Urenkeln Einschränkungen mit Krankheitswert bedingen, und heute kein Unterschied besteht. Im Laufe meiner nunmehr 30-jährigen klinischen Tätigkeit habe ich mit der Unterstützung von engagierten Mitarbeitern und Studierenden die Lebensgeschichten von tausenden Menschen und damit tausenden von Familien über wenigstens drei Generationen kennenlernen dürfen (nebenbei: Dieser generationsübergreifende Blick auf die Entwicklung ist das besondere und typische der psychosomatischen Medizin), um im Rahmen vieler sozialmedizinischer Begutachtungen, das sind ärztliche Untersuchungen mit der Zielsetzung, die Berufs- oder

Erwerbsfähigkeit zu beurteilen, die Notwendigkeit von Rehabilitationsmaßnahmen oder die ursächlichen Zusammenhänge zwischen Krankheit und Auslöser, z. B. einem Gewaltverbrechen, zu klären. Diese Fragestellungen gab es beispielsweise auch bei überlebenden Lagerinsassen der Konzentrationslager von Nazi-Deutschland im Rahmen des Kriegsopferentschädigungsgesetzes, oder den Behandlungen von traumatisierten Polizisten und Soldaten, Flüchtlingen aus dem Afghanistan- und den Balkankriegen und letztlich auch aus den Geschichten meiner eigenen Familie, die genauer betrachtet sogar ganz typisch für eine europäische Familien-Flüchtlingsgeschichte über mehrere 100 Jahre ist. Dies hat mich bewogen, das Thema »Kriegsschauplatz Gehirn« anzugehen. Vieles, von dem ich hier schreiben werde, war lange tabu – z. B., dass die »Guten« manchmal auch die »Bösen« werden können. Was passiert, wenn wir menschenunwürdige Bedingungen, die sich zugegebenermaßen an der Maslow'schen Bedürfnispyramide orientieren, aber außer Acht lassen, dass Selbstwirksamkeit, Würde, Beachtung und Teilhabe am sozialen Leben keine nachrangigen Zielen neben einer sicheren Bleibe, Kleidung, Hygiene und Ernährung sind, belassen?

Um die Parallelitäten zu verdeutlichen, möchte ich zunächst eine anonymisierte Lebensgeschichte darstellen, die von Herrn M., den ich im Rahmen einer Begutachtung kennengelernt habe, wie sie von Millionen ehemaliger Wehrmachtsangehöriger hätten erzählt werden können – hätten sie denn den Krieg überlebt.

Er war 1923 geboren, die Mutter sei bei der Geburt 35 Jahre alt gewesen, und habe drei Geschwister gehabt; der Vater sei 33 Jahre alt und habe zwei Brüder gehabt. Herr M. sei das vierte von insgesamt sieben Kindern gewesen. Drei 6, 4, 2 Jahre älter und drei 2, 4, 6 Jahre jünger. Die Großeltern hätten einen eigenen Bauernhof besessen, die Eltern eine kleine Landwirtschaft betrieben. Die Ortschaft, in der er aufgewachsen sei, habe nur zehn oder elf Häuser gehabt, er habe mit den Brüdern in einem Zimmer zusammengelebt. Er habe die Landvolksschule besucht, dann aber keinen Beruf erlernen können, da er zunächst dem Vater auf dem Hof habe helfen müssen. In der Dorfschule habe es sieben Klassen gegeben, die von einem Lehrer unterrichtet worden seien. Mit 18 Jahren sei er dann eingezogen worden. An besonderen Erlebnissen aus seiner Kindheit könne er berichten, dass der Nachbar sich bereits vor dem Krieg umgebracht habe. Die Frau habe in der Folge oft getrunken. Seine erste Freundschaft mit einem Mädchen habe er etwa mit 14 Jahren gehabt, er sei schon verliebt gewesen, es habe aber keine Berührungen gegeben.

Über seine Eltern erfahren wir, dass der Vater Postoberamtsrat gewesen sei und einem Postamt vorgestanden habe; er sei im Ersten Weltkrieg verletzt worden, eine Schlagader von einem Durchschuss zerfetzt, deshalb habe ein Bein amputiert werden müssen. Dass der Vater eine Beinprothese gehabt habe, habe für ihn als Kind keine große Rolle gespielt. Er habe noch Erinnerung an die Zeit des »Dritten Reiches«, die Hitlerreden im Radio, er selbst sei bei der HJ gewesen, man habe dort viel Sport betrieben, Fußball gespielt.

Am 3.9.1939 hätte sich sein ältester Bruder freiwillig gemeldet, und sei dann nach Russland gekommen. Später hätten der zweite und der dritte Bruder Stellungsbefehle bekommen, der zweite Bruder sei Flugzeugführer an der Westfront geworden. Herr M. sei damals von seinem Ortsgruppenführer angesprochen worden, in die Waffen-SS zu gehen. Dies lehnte er ab, denn er sei mit seiner Tätigkeit als Aushilfszusteller, die er neben der Hilfe auf dem Bauernhof dann noch geleistet habe, zufrieden gewesen. Durch die Arbeit für die Post habe er viel von dem Krieg mitbekommen. Manchmal habe er die Todesnachrichten bringen müssen, Stellungsbefehle, Einberufungen etc. Zwischenzeitlich seien seine ehemaligen Schulkameraden einberufen wurden, zum Teil auch gefallen.

Am 26.6.1943 habe er seinen Gestellungsbefehl bekommen. Gefreut habe er sich auf keinen Fall, aber er hätte es nicht gewollt, wenn nur er nicht einberufen worden wäre. Er sei eben seiner Pflicht nachgekommen. Er sei zunächst zur Infanterieausbildung in die nahe Großstadt gekommen und habe dann dort auch seinen ersten Luftangriff erlebt. Der Kommandierende, der sie vereidigt habe, sei bereits in der Folgenacht beim nächsten Angriff ums Leben gekommen. Damals habe er dann zum ersten Mal in der Nähe vom Bahnhof mithelfen müssen, Leichen zu beseitigen, was ihn sehr berührt habe. Die Bilder von den verbrannten Toten könne er niemals vergessen, auch heute noch könne er keine Toten sehen. Er könne auch nicht ertragen, solche Bilder im Fernsehen oder im Kino zu sehen.

Am 1.5.1944 sei er dann nach Frankreich abkommandiert worden; eigentlich sei er ja dem Musikzug zugeordnet gewesen, da er ganz gut Klarinette gespielt habe, sie hätten dann aber die Musikinstrumente wegen der allgemeinen Lage nach Hause schicken und den normalen Soldatendienst machen müssen. Tatsächlich sei seine Klarinette noch mit der Post zu Hause angekommen. Beim ersten Waffenreinigen habe dann ein Kamerad aus Versehen einen Schuss abgegeben, der die Tischplatte durchschlagen und sein Bein verletzt habe. Der, unfreiwillige Schütze sei dann vor ein Kriegsgericht gestellt worden. Er habe einen Gips bekommen und sei drei Tage im Feldlazarett gewesen. Das Feldlazarett sei dann von B. aus mit dem Zug nach Paris verlegt worden. Am 6.6.1944 habe dann die Invasion begonnen. Die Kameraden hätten ihm dann im Nachhinein gesagt, dass er Glück gehabt habe, denn wenn das Lazarett nicht verlegt worden wäre, hätten ihn die Amerikaner festgenommen. Danach sei er zur Feldpolizei gekommen. Zusammen mit zwei Kameraden habe er eines Tages zwei Gefangene und zwei Deserteure zum nächsten Standort bringen sollen. Er sei mit einem Flüchtlingstreck mit Pferdewagen unterwegs gewesen. Plötzlich habe es einen Tieffliegerangriff gegeben. Er und die anderen hätten sich in einen Kartoffelacker mit bloßen Händen eingegraben. Der Wagen sei total zusammengeschossen worden, er habe dem Tod in die Augen gesehen. Sie seien dann weiter in Richtung Divisionsstab marschiert. Da seien ihnen vier oder fünf Soldaten der SS, die die Aufgabe gehabt hätten, zersprengte Truppen wieder nach vorne zu schicken, begegnet. Diese hätten die Übergabe der zwei Gefangenen gefordert, hätte diese mit den MGs bedroht, es habe dann eine Diskussion zwischen dem Truppführer und dem Leiter der Feldpolizei gegeben. Die SS-Soldaten hätten gedroht: »Wenn ihr die Gefangenen nicht herausgebt, werdet ihr alle erschossen!« Jedoch hätten sie dann weiterlaufen können. In der Folge habe immer wieder Berichte über SS-Einheiten gehört, die »gnadenlos« versprengte Soldaten oder Gefangene auch »umgelegt« hätten.

Am 31.7.1944 sei er dann in amerikanische Gefangenschaft geraten. Seine Angehörigen hätten zunächst eine Nachricht bekommen, dass er im Ausland gefallen sei. In dem riesigen Kriegsgefangenenlager in den Rheinwiesen hätten dann seine Beschwerden, der Durchfall, die Angstsymptomatik, das Zittern am ganzen Körper, begonnen. Sie hätten in Zelten und Baracken hausen müssen, in dem Lager seien über 1.000 Leute gewesen, der Kommandant sei »so brutal« gewesen, habe sie schikaniert mit Essen und Arbeit, er habe ihnen gedroht, sie den Franzosen zu übergeben, die sie lynchen würden. Am 10.1.1947 sei er dann aus der Gefangenschaft entlassen worden und habe mit dem Zug über Frankfurt/Main nach Hause fahren können. Noch auf der Fahrt nach Hause seien Kameraden umgekommen, da sie sich aufs Dach gesetzt und sich bei der Höhe von Unterführungen und Tunnels verrechnet hätten. Von dem Zielbahnhof seien sie mit Pferdekutschen abgeholt worden. Seine kleine Schwester sei ihm entgegen gelaufen, habe ihn aber nicht mehr erkannt. Er sei »zerstört gewesen«. Er habe lange nicht schlafen können, habe nachts geschwitzt, dass man gedacht habe, er habe Tuberkulose, sei immer wieder plötzlich zusammengezuckt und habe häufiger das Gefühl gehabt, dass irgendetwas passieren könne.

Machen wir nun einen Zeitsprung: Auch 50 Jahre danach war Herr M. immer noch sehr nervös und schreckhaft. Er beklagte weiterhin eine Schwindelsymptomatik, die unterschiedlich lange, in verschiedensten Situationen, meistens bei Wetterumschwung, praktisch wöchentlich, aufträte. Daneben habe er immer wieder Bauchbeschwerden, Wind und Stuhlabgänge, die er schlecht kontrollieren könne. Manchmal bestehe ein Beklemmungsgefühl in der Brust. Schmerzen habe er im Bereich der Wirbelsäule, des Nackens, im linken Schultergelenk, in den Füßen, vom Rücken das rechte Knie ziehend, in den Fingern. Daneben gebe es Hauterscheinungen am Unterleib und den Innenseiten der Oberschenkel sowie an der Brust. Sie verschlechtern sich, wenn er seelisch unter Druck komme.

Herr M. kann drei entscheidende Ereignisse nennen, die ihn 50 Jahre danach (Zeitpunkt der Untersuchung) noch so berühren, als ob sie sich gerade ereignet hätten:

- Zum einen ist dies der Tag nach dem ersten Bombenangriff, wo er glaubhaft habe mithelfen müssen, die verbrannten Leichen zu bergen,
- als zweites ist die Schussverletzung in den linken Fuß zu nennen, die nach den Unterlagen auch noch falsch versorgt worden sei, wobei sich hier auch unbewusste psychodynamische Prozesse, die zu einer Verstärkung der Problematik führen könnten, heranziehen ließen (kriegsbedingte Amputation des Fußes des Vaters (siehe auch Sandweg, 1988), wobei jedoch biografisch ableitbare Argumente auch dagegen sprechen (Herr M. sei durch die Verletzung des Vaters glaubhaft nicht emotional beeinflusst gewesen), sowie
- drittens der Tieffliegerangriff während seiner Tätigkeit als Feldpolizist.

Oft kommt der Einwand, die heutigen Flüchtlinge würden die Geschichten erfinden oder Erzählungen anderer einfach übernehmen. Wie kann die Authentizität der Befunde überprüft werden? Einmal durch »Gegenchecken«: Ein und dieselbe Situation wird von mehreren Beteiligten erzählt, oder aufgrund ähnlicher Konstellationen, bei denen dieselben Personengruppen beteiligt waren und sich mehrmals ereigneten, z. B. der Umgang von Wachpersonal mit Gefangenen.

Dass die konkreten Beschwerden bei dem hier aufgeführten Beispiel aus dem Zweiten Weltkrieg erst später aktenkundig wurden, bzw. nicht gleich bei den ersten Untersuchungen 1949 zur Angabe kamen, ist zum einen insofern erklärlich, dass möglicherweise die medizinischen Befunde bei der Entlassung aus der Gefangenschaft nicht korrekt waren (Bacque, 1996) und bei der Bewertung zum

Zeitpunkt der Begutachtung die damalige Situation berücksichtigt werden muss. Daneben sind die erst später beklagten Ereignisse während der Haft wahrscheinlich auch durch eine generelle Tendenz der Tabuisierung zu erklären, da das Anzeigen und Benennen eventueller Schikanen durch Aufseher gerade auch auf dem Boden der Einstellungen, Erfahrungen und der Erziehung der 30er Jahre in Deutschland, als problematisch empfunden werden konnte, was sich erst im Laufe der 70er Jahre lockerte.

Die berichteten Erlebnisse wurden schlüssig auch bei wiederholten Befragungen eindeutig und mit einer nachvollziehbaren affektiven Beteiligung geschildert, die im Zuhörer das Gefühl entstehen lassen, die Ereignisse seien zeitlich viel kürzer zurückliegend. Hierbei handelt es sich um ein Phänomen, das regelmäßig bei Patienten mit Traumafolgestörungen beobachtet werden kann.

Als weitere Belege können inhaltlich die Beständigkeit, mit der Herr M. seine Belange verfolgt (umfangreiche Erklärungen, Stellungnahmen sind dokumentiert) herangezogen werden, das thematische Haften und der chronisch depressive und von vegetativen Symptomen beeinflusste Stimmungslage gewertet werden; daraus ergibt sich auch schlüssig die in den Diagnosekriterien aufgeführte Einengung der Lebensgestaltung.

Der Biografie kann entnommen werden, dass im Querschnittsvergleich mit Gleichaltrigen sowohl in der Zeit vor dem Militärdienst als auch in der weiteren Lebensentwicklung diesbezüglich eher eine günstige Situation vorgefunden wurde (Großfamilie, relativ günstige Versorgungslage durch die ländliche Heimat, berufliche Sicherheit und Zufriedenheit vor und nach dem Krieg). Das, was Herr M. über den Verlauf seines Lebens berichtete, erlaubt den Schluss, dass

Herr M. über die normale seelische Anpassungsfähigkeiten verfügte, z. B. hat er mit der Kriegsverletzung des Vaters gut umgehen können, Ekel oder Ängste bezüglich der Verletzung des Vaters waren nicht beschrieben worden.

Bei Herrn M. ist zusammenfassend eine fast lebenslange Belastung zum einen durch die immer wiederkehrenden Bilder und Gedanken an die Traumatisierungen des Krieges in Verbindung mit den psychischen (Angstsymptomatik und Einschränkung der affektiven Schwingungsfähigkeit) und der körperlichen Symptomatik (zumindest Schlafstörungen und vermehrtes Schwitzen) anzunehmen. Eine vermehrte Selbstbeobachtung und eine erniedrigte individuelle Belastungsschwelle sind bei Herrn M. meiner Einschätzung nach, wie bei vielen anderen dieser Generation, klar als eine Kriegsfolge einzuordnen.

Das Thema Trauma ist aber mit den individuellen Katastrophen des Zweiten Weltkriegs, ob als Opfer oder Täter noch lange nicht abgearbeitet. Flucht und Asyl waren über 40 Jahre hinweg Thema der Menschen, die jenseits des Eisernen Vorhangs geboren wurden. Auch sie wurden – zumindest von einigen in unserem Land – mit Vorurteilen begrüßt. Hier ein zweites Beispiel:

Frau W., so alt wie ich, habe ich in der psychosomatischen Institutsambulanz kennengelernt. Sie stammt ursprünglich aus Rumänien, lebt jetzt in M. und ist verheiratet. Sie hat keine Kinder.

Sie sei hier aufgrund einer Fibromyalgie, einer Art Ganzkörperschmerz, regelmäßig in Verbindung mit einem Erschöpfungssyndrom, oft auch Bauchbeschwerden, alles ohne organische Ursache, die die Beschwerden ausreichend erklären würde, und häufig auch mit einer Depression vergesellschaf-

tet. Die Diagnose wurde vier Jahre zuvor erstmalig gestellt. Im Klinikum A. sei ihr angeraten worden, sich in eine Behandlung in die psychosomatische Klinik B. zu begeben.

Sie äußert allgegenwärtige, brennende, dumpfe, gesamtkörperliche Schmerzen, die seit ca. 30 Jahren bestünden, doch trotz mehrfacher diagnostischer Abklärung ohne Organbefunde. Deshalb sei ihr Vertrauen in Ärzte generell eher gering. In Zusammenhang mit den Schmerzen leide die Patientin auch häufig unter Übelkeit.

Frau W. gibt an, eine sehr glückliche Kindheit in Rumänien gehabt zu haben, obgleich die finanziellen Mittel der Familie sehr begrenzt gewesen seien. Sie beschrieb sich als geliebtes Einzelkind mit einer sehr engen Beziehung zum Vater (»ein Herz und eine Seele«), der jedoch großen Wert auf schulische Leistung und Erfolge gelegt habe. Ebenso habe sie selbst hohe Ansprüche an sich gehabt. Ihre Mutter erlebte sie als intolerant und verständnislos. Sie habe keine lebenden Geschwister, allerdings habe es seitens ihrer Mutter sechs Früh- bzw. Totgeburten gegeben.

Die Patientin schildert ihre Kindheit in Rumänien sehr ambivalent: Einerseits habe sie dort eine schöne Schulzeit als Einzelkind genossen, aber ab der achten Klasse, da sei sie auf ein rumänisches Gymnasium gewechselt, sei sie sehr streng in der Schule behandelt worden, was für sie eine große Umstellung dargestellt habe, da sie die rumänische Sprache nicht sehr gut beherrschte. Außerdem erwähnt sie, dass sie während der Kindheit sehr sportlich aktiv war und dreimal die Woche vier bis fünf Stunden ihrem Hobby Handball nachgegangen sei.

Mit 19 Jahren schloss sie das Abitur ab und heiratete. Sie begann dann ein Universitätsstudium in ihrer »großen Leidenschaft, der Biochemie«. Doch diese interessante, an sich unbeschwerte Zeit währte nicht lange. Aufgrund der damaligen politischen Umstände in Rumänien sei sie gezwungen worden, ihr Studium nach dem ersten Semester abzubrechen. Dann wäre sie als Lebensmitteltechnikerin ausgebildet worden.

1980 habe sie ihren heutigen Ehemann geheiratet, mit dem sie schließlich 1987 einen Fluchtversuch Richtung Deutschland gewagt habe. Frau W. gibt an, dass sie bei dieser Entscheidung die treibende Kraft gewesen sei. Jedoch sei das Paar an der Grenze zu Ungarn gefasst und nach Rumänien zurückgebracht worden, wo sie als »Landesverräter« zu eineinhalb Jahren Haft verurteilt worden seien. Dieses sehr belastende und einschneidende Ereignis -Schweißperlen traten auf der Stirn auf- schilderte sie lebhaft und eindrücklich. Sie habe eine »Gehirnwäsche« durch die Geheimpolizei und als Landesverräterin zu Beginn der Haft über vier Monate lang körperliche Gewalt im Gefängnis erfahren (z. B. »Schläge mit Knüppel«, »offene Handfraktur«, »20 Tage kein Essen«). Während der Haft hätten unmenschliche Bedingungen geherrscht; so sei Frau W. in einer Zelle mit etwa 30 anderen Häftlingen untergebracht gewesen. Weiterhin seien die Gefangenen physisch und psychisch gefoltert worden, was bei Frau W. deutliche Spuren hinterlassen habe. Den Aufenthalt im Gefängnis beschreibt die Patientin als das schlimmste Erlebnis in ihrem Leben. Sie sei zudem einer ständigen Überwachung und Kontrolle ausgesetzt gewesen. Das Licht habe in der Zelle 24 Stunden gebrannt, es habe nicht genügend Betten für alle gegeben, aber unter Tags hätten sie nicht schlafen dürfen. Für die Notdurft habe es nur einen Kübel in der Zelle gegeben, der nur einmal am Tag ausgeleert worden sei. Zudem seien die Räume deutlich überhitzt gewesen. Es habe gestunken wie im Schweinestall.

Durch eine Generalamnestie seien die Eheleute im November 1987 nach fünf Monaten Haft freigekommen. Dies sei ihr großes Glück gewesen, andernfalls hätte sie den Gefängnisaufenthalt nicht überlebt. Am 23.12.1988 sei es der Patientin dann schlussendlich möglich gewesen, mit ihrem Mann nach Deutschland umzusiedeln, wo sie sich in M. niedergelassen hätten, da dort bereits ein Teil der Familie des Mannes gelebt habe. Bald habe sie mithilfe der Familie einen Hausbau begonnen, der aber eher zur finanziellen Belastung für die Patientin geworden sei.

Der Patientin sei es nicht möglich gewesen, erneut ein Studium der Biochemie zu beginnen, aufgrund der Verletzung ihres linken Armes und die bürokratischen Hürden in Deutschland. Da Frau W.s rumänische Berufsausbildung nicht anerkannt werden sei, habe sie begonnen, in Deutschland mit 32 Jahren eine weitere Ausbildung als Konstrukteurin im Maschinenbau zu machen, wofür sie täglich nach N. pendeln musste. Frau H. wurde im Lauf der Jahre in Deutschland insgesamt siebenmal an der Hand operiert und leide seit vielen Jahren an therapierefraktären Beschwerden an Hand und Unterarm, welche sie schwer belasteten. Später sei es zu einer Ausbreitung der Schmerzen über den ganzen Körper gekommen. Dies sei ihr erstmals 1993 bewusst geworden. Die Erinnerungen an diese traumatischen Erlebnisse kämen ihr momentan aufgrund der Flüchtlingsproblematik immer wieder ins Gedächtnis.

Rückblickend beschreibt sie diese Zeit als sehr belastend. Ihr Leben habe in diesem Zeitraum nur aus »Zugfahren, Berufsschule, Essen und Schlafen« bestanden. Gleichzeitig hätten sie heftige Schmerzen im linken Unterarm infolge der bereits erwähnten Fraktur gequält, wegen derer sie nicht richtig habe schlafen können und deswegen auch tagsüber übermüdet gewesen sei. In diese Zeit falle auch eine Schwangerschaft der Patientin, die diese aus nichtmedizinischen Gründen mit einem

Abbruch beendete. Sie berichtete, dass sie dies getan habe, da sie sich aufgrund des schmerzenden und nicht voll funktionsfähigen Armes nicht um ein Kind hätte kümmern können. Nach Abschluss ihrer Ausbildung habe Frau W. einige Jahre als Konstrukteurin gearbeitet.

Nachdem die Mutter 2000 an Demenz erkrankt sei, habe die Patientin ihre Arbeit gekündigt und sie fünf Jahre lang bis zu ihrem Tod 2007 alleine gepflegt. Die Patientin spricht von einer vorherigen großen Last und einer Erleichterung, als sie vom Tod ihrer Mutter berichtet. Zu ihrem Vater (2000 verstorben nach Krebserkrankung) habe sie ein sehr gutes Verhältnis gehabt. Er habe ihr alle Wünsche erfüllt. Frau W. habe trotz Bewerbungen nicht ins Berufsleben zurückkehren können und sei auch gegenwärtig noch ohne Arbeit.

Belastend sei für die Patientin auch ein verlorenes Gerichtsverfahren gegen den Bauträger ihres Hauses gewesen. Dieser habe während des Hausbaus Insolvenz angemeldet. Trotz bereits vollständiger Zahlungen an den Bauträger habe dieser weder das Haus fertig gebaut noch das investierte Geld zurückbezahlt.

Sie verbringe ihre Tage überwiegend allein zu Hause, Freunde habe sie keine. Allerdings wisse sie, sich zu beschäftigen. So lese sie gerne, züchte Kakteen und widme sich der Gartenarbeit sowie dem Dekorieren. Gerne beschäftige sie sich auch mit den Nachbarskindern, denen sie hin und wieder etwas Süßes zustecke. Zu ihrem verständnisvollen Ehemann, der in der Computerbranche arbeite und gut verdiene, habe sie eine sehr gute Beziehung.

Die Patientin berichtet von einer ausgeprägten Traurigkeit, für die sie unterschiedliche Gründe angibt. Zum einen sei sie durch ihre Erfahrungen aus der Gefangenschaft belastet, die ihr immer wieder in Erinnerung kämen, vor allem, wenn sie nachts nicht schlafen könne. Zum anderen habe sie ihre Ziele im Leben nicht erreicht. Sie habe ihr Studium der Biochemie aufgrund ihrer Handgelenksfraktur, Schmerzen, sowie Schlafstörungen nicht beenden können. Zudem äußert sie Schwierigkeiten im Umgang mit Alleinsein. Des Weiteren habe es in ihrem Leben zusätzliche Belastungen gegeben. Die Patientin habe beide Elternteile gepflegt und dafür ihren Beruf aufgeben. Ihre Mutter sei an Demenz erkrankt und ihr Vater an einer Krebserkrankung. Trotz ihrer Bemühungen habe sie ihrem Vater in seinen letzten Stunden nicht beistehen können.

Heute leide sie nur noch sehr selten an Flashbacks und Albträumen mit Bezug zu diesem bisher »schlimmsten Erlebnis«. Sie klagt über vorwiegend nächtliches Gedankenkreisen in Bezug auf ihre Erlebnisse im Gefängnis, zudem über Ein- und Durchschlafstörungen. Die Patientin erscheint unruhig. Die Stimmung der Patientin bekommt im Laufe des Gesprächs wütende Züge, vor allem in Bezug auf ihre Zeit im Gefängnis. Symptome einer Angst- oder Zwangsstörung werden verneint. Die Patientin klagt über einen »Reizmagen« mit Übelkeit und Erbrechen, vorwiegend in Stresssituationen.

Ihre Schmerzsymptome habe die Patientin mit verschiedenen Medikamenten, wie beispielsweise Morphium, therapiert, die allerdings zu Erbrechen geführt hätten, des Weiteren habe sie sich auf Kur begeben und eine Gesprächstherapie durchgeführt. Da sich die Symptomatik dadurch allerdings nicht verbessert habe, habe die Patientin diese Therapiemethoden aufgeben und behandle ihre Schmerzen nun mit autogenem Training und Yoga. Dies helfe ihr, ihre Schmerzen zu vermindern und erträglich zu gestalten.

Die Dynamik der chronischen somatoformen Schmerzgeschichte – damit meint man ein Schmerzgeschehen, das sich anfühlt, als ob es eine organische Ursache dafür gebe, die jedoch nicht in für eine körpermedizinische Erklärung ausreichen würde, ist hier vielfältig gespeist. Sie würde für mindestens drei psychosomatische Krankengeschichten reichen. Neben der erlebten Willkür im den totalitären Regime, das bei manchen Patienten schon ausreichen würde, um eine psychosomatische Erkrankung anzufachen, kommen die beruflichen Kränkungen und das Unglück beim Hausbau und der -finanzierung hinzu und natürlich die Pflege und der Tod der Eltern. Zugegebenermaßen Ereignisse, die vielen Menschen widerfahren, letzteres allen, aber: Wir müssen uns an dieser Stelle klar machen, dass es nicht die Schwere des Ereignisses ist, das die Krankheitsschwere bedingt, ein Fehler, der bei der Einschätzung immer wieder gemacht wird, sondern die individuelle Bewältigungsfähigkeit. Dass die Patientin nicht noch kränker wurde, zum Beispiel eine massive Angsterkrankung entwickelt hat, ist dem Umstand zu verdanken, dass sie in ihrer Ursprungsfamilie gute, tragende Beziehungen erlebt hat und später einen fürsorglichen Ehemann fand, zu dem Sie eine gute Bindung entwickeln konnte. Übrigens erfahren wir in dem Gespräch mit keinem Wort, wie es dem Ehemann im Gefängnis ergangen ist. Hier wird die Beeinträchtigung der Steuerung der Aufmerksamkeit sehr deutlich, sie kreist um den Körper der Patientin und die Symptomatik der Traumafolgestörung. Sie jetzt gezielt und konsequent zu behandeln, ist der Auftrag an uns. Unsere Versorgungslandschaft ist bisher trotz der massiven Belastungen mit Traumatisierung in der Bevölkerung vonseiten der Psychotherapeuten noch nicht ausreichend gut »aufgestellt«. Für das bessere Verständnis der Psychosomatik allgemein sei auf die im Literaturverzeichnis angegebenen Bücher, die auch für Laien verständlich sind, verwiesen.

Zu guter Letzt möchte ich jetzt noch den Sprung in die Gegenwart machen und von B, wahrscheinlich 20 Jahre alt, erzählen. Wir sind auf einer Reise ins Gespräch gekommen, er war zufällig neben mir gesessen. Seine Geschichte beginnt an der Elfenbeinküste. Hineingeboren in einen großen Familienklan hat er vor Ort das mitgenommen, was so ging. Stolz berichtet er, »Friseur« zu sein. Mit zwölf Jahren habe er nach nicht umfangreicher Schulbildung – so wie die Schilderung klingt, an einer Koranschule, bei einem Onkel im »Barbershop« angefangen und durch Abschauen und Anleiten gelernt, was er so gebraucht habe. Sein bisschen Geld habe er in der Familie abgeben müssen. Im Laden habe er dann einen weißen »Amerikaner« kennengelernt, der im Land gearbeitet habe, wohlhabend gewesen sei und ihn als »Boy« in seinem Haus habe leben lassen. Das sei die beste Zeit seines Lebens gewesen. Als der Terror von einem Tag auf den anderen in die Stadt gekommen sei, er sei damals 14 Jahre alt gewesen, sei er mit vielen anderen geflohen, da es geheißen habe, die Terroristen töten alle. Zu Fuß, auf Lastwägen, oft mit 100 anderen auf der Ladefläche, sei er dann zunächst ins Nachbarland, habe dann aber nicht mehr zurückgekonnt, weil er als Homosexueller und noch dazu als Partner eines weißen Christen getötet worden wäre. Er habe sich dann einer Gruppe 16- bis 25-Jähriger angeschlossen und sei durch die Sahara, Libyen, übers Meer und unter extrem gefährlichen Bedingungen nach Italien gekommen (die Details erspare ich Ihnen), habe sich durch Diebstahl und Prostitution ernährt; das sei neben dem Haareschneiden (nicht mit der Schere, sondern mit dem Faden) das einzige gewesen, was er gekonnt habe. Nach zwei Jahren Flucht sei er dann über die Schweiz und Frankreich illegal nach Südwestdeutschland gekommen. Ich höre unglaubliche

Geschichten, von Menschen, die einfach hilfsbereit waren, von Zugschaffnern und Grenzpolizisten in Italien, die ihn bewusst »übersahen«, und Schweizer Schaffnern, die anscheinend für solche Fälle Fahrkarten bereithalten, die sie dann aushändigen. Wenigstens war es in der Schweiz keine Schwarzfahrt. Die Fahrkarte war gültig bis zum grenznächsten Bahnhof. Dort habe ihm dann ein freundlicher Passant, den er »Deutschland, Deutschland« gesagt habe, zunächst zu Fuß über die grüne Grenze nach Frankreich geschickt, wo ihn dann im Dreiländereck französische Polizeibeamten freundlich bis zur deutschen Grenze begleitet hätten. Und alles ohne Papiere. In der nächsten großen Stadt ging dann alles formal und flink weiter, Er sei in eine Erstaufnahmeeinrichtung gekommen, habe dort dann ein wenig Deutsch gelernt, das er mittlerweile nach weiteren zwei Jahren hier ganz verständlich sprechen kann, neben Englisch, etwas Italienisch, Französisch und seinen Heimatdialekten. Er lebe jetzt in einer WG mit zehn Gleichaltrigen aus verschiedenen Ländern und mache ein Praktikum als Schreiner. Er fühle sich etwas isoliert, da er der einzige Schwarze auf weiter Flur sei. Und es könnte alles gut sein, wäre da nicht der Tag, an dem ihn ein Mitbewohner aus dem Nahen Osten beinahe mit der Machete umgebracht habe. Es habe an seiner Türe geschlagen, draußen sei schon viel Geschrei gewesen und Hilferufe. Er habe öffnen wollen und schon sei der offensichtlich in einem Erregungszustand Befindliche in sein Zimmer gestürmt. Er habe sich nur durch einen Sprung durch das offene Fenster retten können und sei gelaufen so schnell er konnte. Er habe laut »Polizei und Hilfe« gerufen und es habe lange gedauert, bis jemand reagiert habe. Die ganze Geschichte habe dann auch in der Zeitung gestanden, er sei ein »Held« gewesen, weil der Angreifer ihm nachgelaufen sei und er so die Aufmerksamkeit von den anderen abgezogen habe. Es habe mehrere Verletzte gegeben und der Angreifer sei dann in die Psychiatrie gekommen.

Seit dieser Zeit müsse er immer daran denken, dass er viel Schlimmes überstanden habe. Gerade da, wo er sich sicher fühlen müsste oder wollte, sei ihm nun so etwas passiert. Er schwitze jetzt dauernd, so »wie in der Wüste« und sehe den Angreifer hinter jeder Ecke, schlafe schlecht, und habe Angst, dass er sein Praktikum und die Schule nicht schaffe. Er sei jetzt sehr nervös. Er habe sich gewünscht, dass die Türe des Hauses, in dem sie wohnten, in der noch die Scharten der Machete zu sehen sind, ausgetauscht würde, aber der Vermieter habe gesagt, die Tür halte doch noch. Das erste, was er als Schreiner mache, sobald er das könne, sei eine neue Tür.

An diesem Beispiel können wir die Entwicklung einer komplexen Traumafolgestörung nachverfolgen. Sicher sind noch nicht alle Geschichten erzählt und sicher auch noch nicht alle Symptome berichtet. Bis zu unserem Zusammentreffen hat B., der auf den ersten Eindruck, munter, unterhaltsam, kontaktfreudig und lustig wirkt, außer mit den Mitarbeitern vom BAMF und kurz mit den Migranten-Medizin-Mitarbeitern in der Erstaufnahmeeinrichtung mit niemandem über seine Geschichte, insbesondere dem bisher letzten Kapitel, ausführlicher gesprochen. Nach der zweistündigen Fahrt war mir die Diagnose klar, ich habe ihm in seiner Stadt eine Anlaufstelle nennen können. Schauen wir mal, ob er den Schritt wagt.

Die Geschichten, die ich hier exemplarisch aufgeführt habe, können zu tausenden erzählt werden. Sie sind mitunter auch ein Grund, warum sich die Psychotherapie in Deutschland wie in keinem anderen Land der Welt hinsichtlich der Qualität der Versorgung (nicht unbedingt hinsichtlich der

Forschung) entwickelt hat. Die ärztliche Psychotherapie ist nunmehr seit über 90 Jahren auf der Ebene einer Fachgesellschaft vertreten, seit 50 Jahren bezahlen die Krankenkassen einige wissenschaftlich begründete Verfahren. Seit 25 Jahren ist die Facharztlandschaft mit einer Betonung auf die Psychotherapie geordnet in Fachärzte für:

- Kinder- und Jugendpsychiatrie und -psychotherapie
- Psychiatrie und Psychotherapie
- Psychosomatische Medizin und Psychotherapie

Daneben sind noch ein überraschend hoher Anteil von Ärzten aus der Allgemeinmedizin, der Anästhesie, der Gynäkologie, der Inneren Medizin mit ihren Teilgebieten, der Kinderheilkunde, der Neurologie usw. zu finden, die im Rahmen ihrer klinischen Spezialisierung Psychotherapie, die durch die Krankenkassen finanziert wird, erbringen. Etwa fünf Prozent der 400.000 Ärzte verfügen über diese Kompetenzen, das sind in etwa 20.000, und ungefähr 100.000 haben zusätzlich zu ihrer Facharztweiterbildung vertiefte Kenntnisse in der Psychosomatik erworben.

Auch die psychologische Psychotherapie und die Kinder- und Jugendlichenpsychotherapie (KJP) ist seit nunmehr fast 20 Jahren gut geordnet und in die Krankenkassenleistungen integriert. Die psychotherapeutisch tätigen Ärzte werden durch etwa 40.000 psychologische Psychotherapeuten und KJP ergänzt.

Wie ist Psychotherapie organisiert?

Üblicherweise dauert eine Sitzung bei einem Psychotherapeuten 50 Minuten, nach spätestens fünf Sitzungen ist klar, ob eine Psychotherapie für den Patienten bei der Krankenkasse beantragt werden soll (denn auch wenn die Psychotherapie durch die Kassen finanziert wird, handelt es sich trotzdem um eine genehmigungspflichtige Leistung). Wird die Psychotherapie durchgeführt, kommt der Patient wöchentlich einmal (selten öfter) für ein halbes bis ein Jahr, manchmal länger. In der Regel ist die Leistung begrenzt auf etwa zwei Jahre. Aber nicht jeder Psychotherapeut ist auch ausgebildet in Traumatherapie. Auch hier gibt es etablierte Methoden (z.B. EMDR, Eye Movement Desensitization and Reprocessing, siehe S. 126).

Auch im stationären Bereich gibt es in den entsprechenden Krankenhausabteilungen und Fachkliniken psychotherapeutische Angebote, in der Regel als Gruppenpsychotherapie, ergänzt durch Angebote im Bereich der Bewegung und durch Kreativtherapien und eine vertiefte Einweisung in die Entspannungsmethoden. Weshalb diese Angebote sinnvoll und wichtig sind, und wie die Krankenhauslandschaft gegliedert sind, und wann stationär behandelt wird, werden im Folgenden erläutert. In vielen Krankenhäusern (ca. 150) finden Sie Fachabteilungen für Psychosomatik und Psychotherapie, dann gibt es auch spezialisierte Fachkliniken, die z.T. Krankenhausstatus haben, z.T. Reha-Einrichtungen sind. Insgesamt gibt es in Deutschland aktuell über 10.000 Krankenhausbetten und 16.000 Reha-Plätze in der Psychosomatik/Psychotherapie, davon wenig tagesklinische Angebote vorwiegend in den Ballungsräumen (BPtK, 2014; Statistisches Bundesamt, 2014).

In der psychosomatischen Rehabilitation werden andere Schwerpunkte gesetzt wie in der Krankenhausbehandlung.

Auch im psychosomatischen Krankenhaus werden Patienten aufgenommen, die zu Hause so eingeschränkt sind, dass sie im Alltag nicht mehr zurecht kommen: Die psychischen Abwehrmechanismen des Patienten beherrschen die Denkfähigkeit so, dass täglich z. T. lebensgefährliche Fehlentscheidungen und Verhaltensfehler gemacht werden, die Beziehungsfähigkeit ist deutlich eingeschränkt, die emotionale Regulationsfähigkeit reicht nicht aus, um den Anforderungen des Alltags zu genügen, Selbstmotivation und Arbeitsfähigkeit sind akut nicht gegeben, neben einer Fülle von möglichen psychosomatischen Symptomen. Mehr dazu finden Sie in dem Buch »Wenn die Seele den Körper leiden lässt« (Loew, 1998).

Therapieziele sind vorrangig die Vermittlung von Selbst-Stabilisierungstechniken, die Unterstützung bei der Planung des zukünftigen Alltags mit sinnvollen Be- und Entlastungsphasen, Selbstfürsorge aber auch sozialer Einbindung. Die Vermittlung von Verständnis für das Symptom und die Stärkung der Möglichkeiten, dies selbst zu beeinflussen, durch eine Veränderung des Aufmerksamkeitsfokus, der Verbesserung der Konzentrationsfähigkeit, des sich Ab-Lenken-Könnens, der unmittelbaren Selbst-Entspannung, und auch die zwischenmenschlichen Aspekte der Erkrankung zu sehen und sich für die Zukunft entsprechend anders aufzustellen.

Die Versicherten, die in eine Reha-Klinik gehen, sollten nach der Behandlung in ihrem Alltag nicht mehr so eingeschränkt sein; der Schwerpunkt, der hier gesetzt wird, geht in Richtung Erhalt oder Wiederherstellung der Erwerbsfähigkeit und Teilhabe am sozialen Leben, neben dem Festigen der individuellen Entspannungsfähigkeit und gleichzeitigen Steigerung der Belastbarkeit in einem zumutbaren Rahmen. Natürlich kommt auch die körperliche Fitness nicht zu kurz.

Daneben findet sich eine Vielzahl von psychiatrischen Krankenhäusern (insgesamt 55.000 Behandlungsplätze),

z. T. auch mit speziellen psychotherapeutischen Stationen. Aber: Es gilt dasselbe wie im ambulanten Sektor: Nicht jeder, der dort arbeitet, hat eine spezielle Traumatherapie-Kompetenz, wobei die Situation immer besser wird, da allenthalben verstanden wird, dass Trauma in unserer Zeit und unserem Land ein zunehmend bedeutenderes Thema wird. Eine wichtige Frage ist, wie lange die stationären Behandlungen gehen: Im Schnitt dauern sowohl Krankenhaus wie auch Reha-Behandlungen etwa sechs Wochen. Das heißt, im Jahr werden etwa 200.000 Patienten in der Psychosomatik und etwa 600.000 in der Psychiatrie behandelt (Bundesamt für Statistik, 2014).

Jetzt haben Sie kennengelernt, wie in Deutschland psychische oder psychosomatische Erkrankungen behandelt werden können. Zunächst sollten wir aber verstehen, wie Menschen grundsätzlich »ticken«.

Wie funktioniert der Mensch?

Der wichtigste Punkt dabei ist, sich klar zu machen, dass zweifelsfrei kein Mensch alleine zurechtkommen kann. Wir leben immer in sozialen Netzwerken, und zwar von Anfang an. Wenn ein Mensch geboren wird, ist er, biologisch gesehen, nicht fertig. Man könnte sich fragen, warum das so sein muss. Es gibt viele andere Geschöpfe auf der Erde, die auf die Welt kommen und selbstständig überleben. Die Biologen sprechen von »Nestflüchtern« im Gegensatz zu »Nesthockern« und Menschen gehören definitiv zu den letzteren. Das hat eine biologische Grundlage, den ein zu großes Kind im Leib würde den Körper der Mutter durch den Beckenring nicht mehr verlassen können: Der Kopf wäre zu groß, d.h. im Weg – und die Mutter würde sterben.

Betrachtet man das Ganze von der Nervenzellenreifung her, ist die Aussage klar und einfach: Das Nervengewebe ist noch nicht ganz ausgebildet. Das hat aber auch den Vorteil, dass das noch nicht ausentwickelte Gehirn nach der Geburt nicht nur die Stimuli als Anregung genießt, die es schon im Mutterleib beeinflussten – molekulare, hormonelle, aber auch komplexere, z.B. im Rahmen der Ausreifung der Sinne, sondern in einer sehr interessanten Reifungsphase nun auch deutlich intensiver und unmittelbarer diejenigen außerhalb des Körpers der Mutter. Das sind nicht nur biologische, sondern auch die sozialen, die über die Befriedigung der unmittelbaren Bedürfnisse, wie gefüttert und versorgt zu werden, hinausgehen. Auch alle frühen sozialen Interaktionen mit der Mutter oder anderer Bezugspersonen wirken in die funktionelle Reifung des Gehirns ein.

Menschenkinder sind, und das ist leicht nachvollziehbar, etwa bis zum achten Lebensjahr – aus der Steinzeitmenschen-Perspektive betrachtet – in lebensnotwendiger Weise auf eine funktionierende kleine soziale Gemeinschaft angewiesen. Würde man ein Kind in unseren Breitengraden im Wald aussetzen, dann müsste es in etwa diesem Alter sein, um ausreichend Verstand zu haben, sich mit Wasser zu versorgen, zu ernähren und vor Kälte und Gefahren zu schützen. Wir sind also alle auf Unterstützung angewiesen.

Nachdem nun deutlich ist, welches Gewicht das »Zusammen-Leben« hat, dürfen wir uns damit beschäftigen, wie wir unser »Zusammen-Leben« regulieren. Jeder weiß aus der eigenen Erfahrung, dass hierbei Gefühle eine ganz wichtige Bedeutung haben, und dass Erfolg im Leben auch davon abhängen kann, wie wir unsere Gefühle regulieren können und vor allem wie differenziert wir diese beim anderen wahrnehmen und mit wie viel Spielraum wir darauf reagieren können. In der Psychologie wird das als Empathie bezeichnet. Im nächsten Abschnitt werden wir uns damit beschäftigen.

Wozu sind Gefühle gut?

Angst bekommen, ärgerlich sein, wütend oder traurig werden, sich schämen oder sich freuen: Wozu ist das nutze?

Spontan mag der eine oder andere darauf verzichten wollen, insbesondere auf die unangenehmen und eigentlich könnte man sich auch eine Welt ohne Gefühlsleben vorstellen.

Gefühle bewirken etwas. Sie setzen Verhalten in Gang: Antrieb oder Vermeidung. Ähnlich wie Hunger, Durst oder sexuelle Lust, die wir traditionell als Triebe bezeichnen und die auch bei anderen Lebewesen beobachtet werden können, neben dem Angstgefühl, das, wenn man so möchte, als das tiefgreifendste Gefühl, auf potenziell lebensbedrohliche Konstellationen im inneren Erleben und in der Welt außen aufmerksam machen soll. Die allermeisten Gefühle haben generell immer eine interpersonelle Bedeutung, also entstehen in einer Beziehung zu anderen.

Wir können vier Hauptzielrichtungen unterscheiden, in die Gefühle unsere Wahrnehmung, Bewertung, Aufmerksamkeit und unser Verhalten lenken:

- »Wächter«-Gefühle, die uns auf etwas aufmerksam machen
- »Antreiber«-Gefühle, die den Handlungsdruck erhöhen
- »Bewältigungs«-Gefühle, die uns 1. darauf aufmerken werden lassen, dass eine Veränderung eingetreten ist, und 2. unser Verhalten so beeinflussen, dass wir mit der veränderten Situation besser umgehen können
- »Belohnungs«-Gefühle, die uns anzeigen, dass etwas für unser Leben sinnvolles geschehen ist (für das wir aber nicht unbedingt etwas getan haben müssen, z. B. bei einem Geldgewinn; dummerweise müssen wir davor aber einen Einsatz geleistet oder ein Los gekauft haben; dieses Gefühl kann aber auch durch Suchtstoffe wie Alkohol, Drogen aber auch durch Verhalten – Spielsucht – ausgelöst werden)

In der Regel sind die Gefühle, die wir tatsächlich bewusst wahrnehmen, insgesamt etwa 35, nicht nur der einen oder anderen Kategorie zuzuordnen, sondern bedienen oft gleich mehrere in unterschiedlichem Umfang. Zum Beispiel die Scham: Sie setzt sich zusammen aus einer »Wächter«-Komponente: Ich schäme mich ob meiner Nacktheit in einem nicht sozial adäquaten Kontext – d. h., ich bemerke, dass ich unbekleidet bin – und sie beinhaltet gleichzeitig eine »Antreiber«-Komponente, die mich dazu bewegt, mich zu bedecken.

Bei dem Beispiel wird deutlich, es gibt noch einen weiteren, übergeordneten Aspekt. Die Gefühle dienen der Kommunikation. Konkret: Meine Scham löst auch in den Menschen, die meine Scham erleben, etwas aus. Sie spiegeln sich in meiner Situation, bewerten diese und ihre eigene und ändern möglicherweise ihr Verhalten, reichen mir z. B. ein Kleidungsstück, oder ... schämen sich mit. Eine Übersicht gibt die folgende Tabelle, die auch schematisch verdeutlichen soll, welche Funktionen in etwa ausgelöst werden sollen (in Anlehnung an Baer und Frick-Baer, 2008).

Wozu ist diese – die Psychodynamiker sagen dazu »Ich-Funktion« – emotionale Regulationsfähigkeit konkret gut? Über diese Funktion wird – zusammen mit weiteren Ich-Funktionen, wie den Wahrnehmungsfunktionen, der Selbst-Welt-Abgrenzung, also was beziehe ich alles auf mich und was nicht, oder der grundsätzliche Beziehungsfähigkeit – wechselseitig das Zusammenleben beeinflusst.

Gefühle sind so etwas wie »Katalysatoren« in Beziehungen. Wir bemerken – dank der Gefühle – schneller, wie andere Menschen auf uns wirken, ob wir uns auf sie verlassen können, ob sie beispielsweise wohlgesonnen, aufrichtig und loyal sind oder eben nicht, aus welchen Gründen auch

Welche Emotion hat welche Funktion?					
Emotion (X)	Wächter	Antreiber	Bewältigung	Belohnung	Emotion (O)
Scham	X			X 0	Zufriedenheit
Enttäuschung	X		X	X 0	Trost
Einsamkeit	X		X 0	X 0	Liebe
Angst	X	X	X 0	X 0	Freude
Schuld	X	X	X 0	0	Hoffnung
Verantwortung	X	X	0	0	Neugier
Skrupel	X	X	X	0	Glück
Neugier		X		X 0	Stolz
Begierde		X		X 0	Verbundenheit
Sättigung		X	0	X 0	Neid
Eifersucht	X	X	X	0	Trauer
Wut		X	X	X 0	Bitterkeit
Mitleid		X 0	X 0	X 0	Zuversicht
Verzweiflung		X	X		Lust
Ärger		X	X		Bewunderung
Ekel		X	X		Bewunderung
Überraschung	0	X 0	X 0	X	Einsamkeit
Gier		X			

immer. Wir können uns dadurch schneller entscheiden, ob wir die Beziehung abbrechen oder aufrechterhalten wollen (Baer und Frick-Baer, 2008).

Wie regulieren wir unsere Gedanken?

Das »Denken«, auch eine der vorher bereits erwähnten »Ich-Funktionen«, genauer gesagt, eine »kognitive« Funktion, begleitet uns unser ganzes Leben. »Kognition« ist das lateinische (wissenschaftliche) Wort für »Gedanken«. Ein bekannter Satz von René Descartes (1596–1650), der eigentlich alles sagt, lautet: »Cogito, ergo sum« – »Ich denke, also bin ich«. Unsere Sprache ist hier sehr aufschlussreich: Wir kennen »An-denken«, können uns etwas »aus-« oder »be-denken«, können »ein-ge-denk« einer Situation sein, »ge-denken« einer Person, können uns manchmal nicht »ver-denken« oder dürfen bzw. müssen »zurück-denken«. Auch das zusammengefasste »Substrat« des Denkens – die Gedanken – können kategorisiert werden: Gute, schlechte, große, dumme, klare oder Wahn-Gedanken (zu letzterem später mehr). Wir denken in Worten oder Bildern und das Denken kann in seinen Abläufen verstanden werden. Gedanken können »gefasst« werden oder näher erläutert. Denkprozesse können, stringent, nachvollziehbar, logisch, verwirrt, verworren, sogar bizarr sein, dabei beschleunigt oder verlangsamt. Oder wir stellen Gedankenbrücken her, »Assoziationen« (Ebert et al., 2016).

Manchmal fällt uns auch etwas ein, wir haben einen »Einfall«. Eine Idee hat über den Einfall hinaus etwas Andauerndes. Diesen Prozess erleben Sie gerade, während Sie diesen Text lesen.

Ein veränderter Gedankenfluss kann ein Hinweis auf eine psychische Erkrankung sein. Das Untersuchungsinstrument in der Psychiatrie dafür ist das Gespräch mit dem Patienten. Die gesprochenen Worte geben einen Hinweis darauf, welche Denkfunktion wie gestört sein kann. Diese Kunst der Interpretation wird psychopathologische Befundung genannt. Daneben können die Denkfunktionen auch mit psychologischen Tests untersucht werden, die gerade für Teilaspekte, wie das assoziative Denken oder formale, grundsätzliche Denk-Fertigkeiten, (wie Rechnen), Verständnis, Kurz- oder Langzeitgedächtnis oder den zur Verfügung stehenden Wortschatz, wichtige Hinweise bieten können. Nun ist auch klar, was die Neurowissenschaftler unter Denkfunktionen verstehen.

Gedanken spielen sich in unserer unmittelbaren Gegenwart ab, Gedanken der Vergangenheit sind Erinnerung. Gedanken sind eng mit dem Gedächtnis verbunden. Ohne Gedächtnis keine Gedanken.

Unser Denken scheint uns unerschöpflich. Jeder denkt immer irgendetwas, auch im Schlaf; diese Gedanken sind uns zum Teil als Träume zugänglich. Wir nennen das »Gedankenstrom«. Es gibt literarische Werke, wie der *Ulysses* von James Joyce oder Texte von Elfriede Jelinek wie ihr Buch *Neid* (Link für den Download am Ende dieses Buches), die uns in idealtypischer Weise die Gedankenströme, literarisch Bewusstseinsströme (engl. Stream of Consciousness), von Menschen nachvollziehbar machen.

Es könnte sich die Frage aufdrängen, was in der Evolution zuerst da gewesen sei. Gefühl oder Gedanke. Die Biologie gibt Antwort. Beobachten wir Verhaltensmuster bei den Vögeln oder niederen Säugetieren, sind Muster, die mit Unruhe, Angst vor Gefahr, Erschrecken oder dem Gefühl der Sicherheit verbunden sind, sehr deutlich. Gleichzeitig wird aber auch klar, es muss eine innere Vergleichsmöglichkeit geben: Entweder

- die Erinnerung an eine konkrete Situation,
- das unmittelbare Weitergeben von Lebewesen zu Lebewesen durch eine Art »Copy-Paste«-Mechanismus (zu dem wir noch später kommen) oder
- ein bereits vorgegebenes, biologisches (genetisches) Programm.

Daneben können wir »bewusste« Gedanken, von denen Sie bisher lesen konnten, von »unbewussten« abgrenzen. In anderen Worten, das »Bewusstsein« vom »Unbewussten«. Manchmal taucht in der Alltagssprache noch der Begriff »Unterbewusstsein« auf. Er bedeutet dasselbe wie das »Unbewusste«. Dass es »unbewusste« Gedanken gibt, die dieselben Konsequenzen für den Organismus haben können, wie bewusste Gedanken, ist in der Wissenschaft nicht mehr strittig (Pieh et al., 2009). Sie werden fragen, wie kann man das beweisen? Wie kann man »Unbewusstes«, das sich ja offensichtlich der aktuellen Wahrnehmung entzieht, belegen? Das klassische Beispiel sind die nach dem bekannten Psychoanalytiker Sigmund Freud (1856 bis 1939) benannten »Freud'schen Versprecher«. Ein schwäbischer Finanzbeamter verabschiedet sich am Montagmorgen von seiner Frau mit den Worten: »Schatz ich geh jetzt ins Büro schlafe ..., äh schaffe.« Der unbewusste Wunsch, noch weiter schlafen zu wollen, »kontaminiert« den bewusst gesprochenen Satz. Beobachten Sie doch einfach einmal im Alltag bei sich, in ihrer Umgebung, auf Vorträgen, ja sogar bei Talkshows, Radio- und Fernsehsprechern, wie häufig diese Fehlleistungen vorkommen.

Von den vielen Gedanken im Gedankenstrom können uns manche belasten, zum Beispiel Gedanken an das Finanzamt, die Steuererklärung, die abgegeben werden muss, oder an ein unangenehmes Gespräch mit dem Vermieter. Überraschenderweise sind wir uns diesen Gedanken nicht dauernd ausgesetzt, denn in der Evolution des Menschen hat sich eine Funktionalität durchgesetzt, die zwischen bewusstem Erinnern und kompletten Vergessen angesiedelt ist: Das Halten von Gedanken und Erinnerungen im Unbewussten oder Unterbewusstsein ist anstrengend. Dass das dazu notwendige energetische Niveau nicht immer gehalten werden kann, zeigten die oben erwähnten Fehlleistungen, die bei zusätzlichen Belastungen z. B. Schlafmangel oder stressigen Zeiten, von der Anzahl her zunehmen. Es handelt sich um eine aktive Funktionalität, die aber letztlich unsere Seele entlastet. Wir nennen das Abwehrmechanismus.

Am besten lassen sich diese Prozesse in Form einer Metapher verstehen: Man könnte Denkprozesse gleichsetzen mit einen Garten. In diesem Garten wäre der Gedankenstrom so etwas wie ein Spaziergänger und die Erinnerungen wären dann so etwas wie Blumeninseln oder Sträucher. Wenn man nicht möchte, dass der Spaziergänger alle findet, so kann man sie hinter Hecken verstecken, so wie in einem Irrgarten aus der Barockzeit.

Dann wäre im Prinzip der ganze Garten zugänglich, der Spaziergänger kann aber nur bestimmte Wege wählen. Dieser Garten wäre dann auch bei jedem Menschen anders angelegt. So wie es auch bei den Irrgärten verschiedene Gewächse gibt, die den Zweck der Abschirmung erfüllen, so ist das auch bei uns: Wir verfügen über diverse Abwehrmechanismen:

- die Verdrängung zum Beispiel, dass also ein Gedanke komplett verschwindet, wie etwa der an die ausstehende Steuererklärung, aber nicht spontan erinnert wurde, oder

- die Projektion – ein sehr wirksamer Abwehrmechanismus, bei dem Gedanken, die in einem selbst entstehen, einfach einer anderen Person zugeschoben werden. Um es mit einem Sprichwort zu erläutern: Man sehe den Span im Auge des Anderen, aber den Balken im eigenen Auge sehe man nicht.

Das nächste, womit wir uns beschäftigen müssen, ist der Begriff »Trauma«.

Was ist ein Trauma?

Nicht alles, was wir in der Alltagssprache als Trauma bezeichnen, ist auch aus Sicht der Fachleute eines. Es gibt also insgesamt weniger echte Traumata, als man auf den ersten Blick vermuten würde. Die schlechte Botschaft in diesem Zusammenhang ist jedoch, dass jeder Mensch einmal im Leben konkret mit mindestens einem Ereignis konfrontiert werden wird, welches die Kriterien eines »Major Trauma«, wie es die angloamerikanischen Neurowissenschaftler nennen, erfüllt. Das erschließt sich zum einen aus der eigenen Lebenserfahrung, wenn Sie sich die folgende Liste der Ereignisse ansehen, ist aber auch durch Forschung belegt.

Dabei handelt es sich üblicherweise um Geschehnisse, wie sie im Folgenden aufgelistet sind. Die Aufzählung orientiert sich an der sogenannten Live Event Check List (Blake et al., 1995). Sie können leider selbst erlebt worden sein, man kann sie auch als Zeuge mitbekommen haben oder, wenn das Ereignis einer nahestehenden Person wiederfahren ist, davon gehört haben.

Nicht berücksichtigt werden Bilder aus den Medien, die

das Schicksal von Fremden darstellen. In aller Regel sind die Reaktionen, die sich daraus entwickeln, wenn sie psychopathologisch bedeutsam werden, nicht ausschließlich durch das Zusehen bzw. -hören, Betrachten von Bildern oder Lesen zu begründen, sondern entwickeln sich auf dem Boden einer bereits bestehenden psychischen Verletzlichkeit. Die explizit gelisteten, anerkannten traumatisierenden Ereignisse sind:

- Naturkatastrophen (z. B. Überflutung, Sturm, Erdbeben)
- ein Feuer oder eine Explosion
- ein schwerer Verkehrsunfall (z. B. Auto, Zug, Flugzeug, Schiff)
- ein Unfall bei der Arbeit, zu Hause oder in der Freizeit
- eine Kontamination mit giftigen Substanzen (z. B. Chemikalien, radioaktive Strahlung)
- ein körperlicher Angriff (z. B. geschlagen, gestoßen, getreten werden) mit oder ohne Waffen (z. B. mit Pistole/Gewehr, Messer verletzt oder bedroht werden)
- ein sexueller Übergriff (z. B. Vergewaltigung, versuchte Vergewaltigung, zu sexuellen Handlungen gezwungen worden sein)
- eine andere ungewollte oder unangenehme sexuelle Erfahrung
- ein Aufenthalt in einem Kriegsgebiet (als Soldat oder Zivilist), Gefangenschaft, Folter (z. B. Geiselnahme, Entführung, Gefangennahme, Kriegsgefangenschaft)
- eine lebensbedrohliche Krankheit oder Verletzung
- schweres menschliches Leiden
- ein plötzlicher, gewalttätiger Tod (z. B. Mord, Suizid) oder unerwarteter Tod einer nahe stehenden Person
- eine schwerwiegende Verletzung, Leid/Schaden, oder Tod, den man selbst einer anderen Person zugefügt hat

Manchen Menschen entwickeln nach solchen Ereignissen psychische oder psychosomatische Symptome. Dabei kann es sich um Ängste, tiefe Trauer, Gefühlsstörungen – wie eine emotionale Instabilität oder heftige Gefühlsausbrüche –, aber auch um leise Symptome – wie Denkstörungen, Konzentrationsstörungen oder Gedächtnislücken – oder typische psychosomatische von Kopf bis Fuß handeln, vom Kopfschmerz über akutes Ohrensausen, Schluckbeschwerden oder Druckgefühl im Hals, Atembeklemmung, Herzschmerzen, Bauchbeschwerden, Störungen der Hautempfindung oder auch Lähmungserscheinungen, Schmerzbilder, Appetit oder Schlafstörungen, etwa in Form von Alpträumen. Symptome nach solchen Ereignissen zu entwickeln, ist ganz normal. Das gilt auch für enge Bezugspersonen der Betroffenen oder Zeugen des Ereignisses. Das heißt aber nicht, dass man jetzt psychisch krank im engeren Sinn wäre, oder unbedingt psychiatrische, psychotherapeutische oder psychosomatische Hilfe bräuchte. Das heißt aber auch nicht, dass man sich diese nicht in Anspruch nehmen dürfte. Mittlerweile gibt es in Deutschland ein gut funktionierendes Netzwerk von eigens geschulten Helfern: Notfall-Seelsorger, Notfall-Psychologen oder auch ehren- oder hauptamtliche Mitarbeiter der Rettungsdienste oder verschiedenen Trauma-Hilfe-Organisationen, die sich manchmal auch spezialisieren, z. B. auf Schutzsuchende.

Bestehen die Symptome für einige Tage und geht damit eine deutliche Einschränkung der Alltagsbewältigung einher, werden also die Betroffenen praktisch zu »Patienten«, wenn etwa eine Arbeitsunfähigkeit besteht, sprechen die Mediziner von einer akuten Belastungsreaktion. Diese sollte sich nach etwa einer Woche zurückgebildet haben. Besteht die Symptomatik länger, diagnostizieren Ärzte eine »Anpassungsstörung«. Am häufigsten ist dabei das klinische Bild einer Depression oder Angsterkrankung. Die Differentialdiagnose würde hier zu weit führen. Dies wäre in einem auch für Laien verständlichen Lehrbuch der Psychiatrie, z. B. Ebert et al., 2016 gut erklärt. Bestehen die Symptome länger als einige Monate oder treten sie überhaupt auch erst später auf, weil die psychologischen Abwehrmechanismen der betroffenen Person gut funktioniert haben, und gibt es einen Bezug zu einem der gelisteten Ereignisse, sprechen wir von posttraumatischen Belastungsstörungen, kurz PTBS, oder engl. Posttraumatic Stress Disorder, kurz PTSD. Auch andere, sehr belastenden Erfahrungen oder Ereignisse können eine Traumafolgestörung bedingen. Z. B. können auch Krankenhausaufenthalte traumatisieren. Die Forschung zeigt, dass Patienten, die wenigstens 24 Stunden auf einer Intensivstation verbracht haben, bereits durch die medizinische Maßnahme an sich mit einer Häufigkeit von sechs von 100 eine posttraumatische Belastungsstörung entwickeln (Nickel et al., 2004).

In der Zusammenschau: Jeder wird in seinem Leben Schlimmes aushalten müssen, das das Potenzial hat, ein seelisches Trauma zu bedingen, aber eben nicht jeder entwickelt posttraumatische Belastungsstörungen. Neun von zehn Menschen können auch schlimmste Ereignisse bewältigen und integrieren, also verarbeiten, ohne eine Pathologie zu entwickeln.

Und es sei noch einmal betont: Reaktionen auf das unmittelbare Erleben des Ereignisses (das wir nach den obigen Kriterien nun in der Folge als Trauma bezeichnen) sind ganz normal, die meisten haben die schlimme traumatisierende Situation aber nach wenigen Tagen bis Wochen, auch abhängig von der Schwere, schon wieder »verdaut«.

Im folgenden Kapitel beschäftigen wir uns nun damit, wie wir schwere Belastungen mental normalerweise verarbeiten.

Die molekularen Mechanismen, auf die Traumatisierungen einen Einfluss haben oder über die Belastungen reguliert werden, sind schon sehr früh angelegt. Die biologische Schreckreaktion findet sich selbstverständlich in vielen Organismen und ist nicht nur auf den Menschen beschränkt. Auf der DVD *Kriegsschauplatz Gehirn* ist ein von italienischen Ärzten angefertigter kurzer Ultraschallfilm zu sehen, der ein Kind im Mutterleib zeigt, das akustisch einmal Zeuge einer kurzen harmonischen Unterhaltung wird und dann eines inszenierten massiven Streits; bei lautem Krach (zerschellendes Porzellan; es handelt sich um ein italienisches Paar, das streitet) und Geschrei reagiert es, im Sonogramm gut zu sehen, mit einem Zucken, das den ganzen Körper erfasst.

Es ist ersichtlich, dass Belastungen also schon in einem sehr frühen Alter zu biologischen Reaktionen führen und wie viele Stressuntersuchungen an Säuglingen zeigen, durchschlagen bis auf die zelluläre Ebene und darüber hinaus (z. B. King et al., 2015; Shalev et al., 2013). Dabei handelt es sich, wie schon geschrieben, nicht nur um psychologische Phänomene, also »Software«-Themen, die im Bedarfsfall dann einfach wieder »umprogrammiert« werden könnten, um ein technisches Bild zu wählen. Negative Ereignisse, die unser Gehirn – wenn es nicht um direkte körperliche Verletzungen geht – als Bilder, Geräusche oder Gerüche erreichen, verändern tatsächlich, in vielfältiger Weise, materielle, reale Strukturen, z. B. im Genom, d. h. in der genetischen Ausstattung. Die Kernsäurestränge unserer Gene werden brüchig, oder die Fähigkeit, Informationen auf der Eiweißebene abzulesen, umzusetzen oder Eiweißstränge zu reparieren, nimmt ab. Warum? Weil durch den Stress, in den die Sinneseindrücke den Körper versetzen, der Energiehaushalt durcheinander kommt und chemische Prozesse nicht mehr so bedient werden können, wie sie sollten, etwa weil der Schlaf gestört ist. Die Folgen von Traumatisierungen, insbesondere chronischen, sind dann letztlich auch auf der »Hardware«-Ebene nachweisbar, manchmal sogar schon ohne Mikroskop. So verändern sich durch Computertomografiebilder messbare Volumina von Hirnstrukturen, etwa des Thalamus oder der Mandelkörper, deren Aufgaben wir später noch besser kennenlernen werden. Umgekehrt sind diese Veränderungen durch Psychotherapie aber wieder rückgängig zu machen (Weingarten und Strauman, 2015). Eine Notwendigkeit des Lebens ist, sich in jedem Lebensalter in belastenden Situationen beruhigen zu können.

Wir haben bereits die Abwehrmechanismen als eine grundsätzliche Möglichkeit kennengelernt. Die Abwehrmechanismen, die wir einsetzen, entwickeln sich im Rahmen der seelischen Reifung. Ein Fünfjähriger wird nachvollziehbarer Weise anders reagieren als ein Zehn- oder 15-Jähriger.

Hat nun ein Verhaltensmuster in der Vergangenheit funktioniert, z. B. Bezugspersonen durch lautes Weinen zum Mitleid und einer Verhaltensänderung zu bewegen, dann kann eine Belastung in einer späteren Lebensphase dazu führen, dass nicht auf einen aktuellen entwicklungsentsprechenden Mechanismus zurückgegriffen wird, z. B. der Verdrängung, weil der »seelische Apparat«, wie Freud ihn nannte, der betroffenen Person in dem Moment damit überfordert ist, sondern auf einen früheren. Dieses Geschehen wird als »Regression« bezeichnet. In einem Streit etwa wird nicht mehr begründet argumentiert (rationalisiert), sondern geschrien. Ein zehnjähriger reagiert so wie ein fünfjähriger.

In anderen Worten: In der Vergangenheit stand mir der Abwehrmechanismus X zur Verfügung und hat auch funktioniert. Jetzt bin ich überfordert, auf den neuen, aktuell in der Erprobung bzw. Entwicklung befindlichen Abwehrmechanismus Y habe ich keinen Zugriff, also benutze ich den früheren, der damals ja auch gewirkt hat.

Da der Einsatz von Abwehrmechanismen immer auch etwas mit sozialer Interaktion oder eigentlich mit der Belastung von Beziehungen zu tun hat und es sich um einen wechselseitigen Prozess handelt, bietet sich, um im Bild vom Anfang des Kapitels zu bleiben, das eines gespannten Netzes an.

Wie bewältigen wir ein Trauma normalerweise?

Über 90% der Menschen können sich nach einer schweren traumatischen Erfahrung selbst so regulieren, dass sie – spätestens nach einigen Wochen – psychopathologisch gesehen, keine Einschränkungen mehr erleben. »Regulieren« bedeutet in diesem Zusammenhang, dass wir damit verbundene

- psychische Probleme (z. B. gedrückte Stimmung, Gedankenkreisen, Ängste) selbst durch wirksame Strategien – z. B. uns ablenken, neue Ziele setzen, aktiv an anderes denken, uns soziale Unterstützung holen –, aber auch
- biologische (z. B. ein Ansteigen des Blutdrucks oder nicht ausreichende körperlich tiefgreifende Entspannung) mit körperlichen Mitteln wie Bewegung oder verändertes Atmen wieder selbst in den Griff bekommen.

Welche Möglichkeiten können wir aus Sicht der Biologie dafür nutzen?

Grundsätzlich scheint unser Gehirn in Funktionssystemen organisiert zu sein. Dabei haben bestimmte »Botenstoffe« (sog. Transmitter) eine Bedeutung. Ein Mangel dieser Stoffe oder ein Überangebot schlägt sich in einer

Veränderung von unseren jeweiligen Gefühlen und unserem Denken nieder. Die einfachste Alltagserfahrung, die uns das belegt, ist der Gebrauch des Genussgifts Alkohol. Ein wenig Alkohol (z. B. ein bis zwei Glas Sekt) hebt die Stimmung und senkt gleichzeitig die Hemmschwelle, auf andere Menschen zuzugehen und etwas zu sagen. Normalerweise sind wir zurückhaltender, haben Angst, die sich normalerweise im Kontakt mit neuen Menschen einstellt, so wie alles Ungewohnte zunächst Angst auslöst.

Hinsichtlich der Traumabewältigung haben aus meiner Sicht mehrere dieser Systeme eine besondere Bedeutung:

1. Das *Oxytocinsystem* für die Steuerung von Bindungen, dem Gefühl von Geborgensein und Sicherheit, die dazu beitragen, Ängste zu reduzieren.
2. Die *neuronale Spiegelung*: Damit meine ich die wechselseitige Möglichkeit, sich in einem anderen Menschen durch eine unbewusste Kopie der wahrgenommenen Mimik, Gestik und Haltung, die in einem eigens dafür zu existierenden abgrenzbaren Hirnsystem mittels Einsatz der eigenen, eigentlich die Muskulatur ansteuernden Nervenzellen zu »spiegeln«.[1]
3. Das dritte funktionelle System, das in diesem Kontext wichtig wird, ist das *Gedächtnis*.
4. Das *Dopaminsystem*, um Ideen generieren zu können.

1 Das funktioniert durch komplexe, aber überlebenswichtige neuronale Mechanismen. Mithilfe eines Wechselspiels von Wahrnehmung (also Sinnesfunktionen) und körperlichen Reaktionen. Sowohl physiologische Regulation, aber auch unsere Muskulatur und unsere unbewusste Vorstellungskraft sind beteiligt. Das Zusammenspiel ist zwar kompliziert, es lohnt sich jedoch, sich damit genauer zu befassen, da es sich um die elementarste Fähigkeit des Menschen handelt und die Basis unseres Zusammenlebens ist.

5. Unsere Fähigkeiten, selbstständig mit *Angst* umzugehen und in der Folge psychischen und/oder körperlichen *Stress* abzubauen.

Auf den nächsten Seiten soll nun deutlich werden, wie die ersten zwei Systeme Traumafolgen entgegenwirken und mit welchen Konsequenzen wir zu rechnen haben, wenn das dritte System – unser Erinnerungsvermögen – durch eine Traumatisierung beeinträchtigt wird. Weiter wird erläutert, weshalb es wichtig ist, Opfern frühzeitig spezifische Unterstützung zukommen zu lassen. Ansonsten könnte eine Kaskade von psychopathologischen Veränderungen ausgelöst werden und zu üblen Konsequenzen führen, wenn das Dopaminsystem quasi »in die Bresche springen« muss und insbesondere die Stressregulation beeinträchtig ist.

1. Das Oxytocinsystem

Oxytocin ist ein Hormon, das zunächst im Zusammenhang mit dem Geburtsgeschehen und dem Stillen bei Müttern entdeckt worden war. Es wird im Gehirn gebildet, gespeichert und, wenn es sozusagen »abgerufen« wird, ausgeschüttet. Dieses Abrufen können wir zum Beispiel durch Berührung oder aber auch durch Selbstberührung erreichen. Ausgangspunkt ist dabei der taktile Reiz, eben die Berührung. Das Phänomen können wir bei allen Säugetieren beobachten. Berührung bedeutet neurowissenschaftlich gesehen, Nervenzellen werden aktiviert; diese sind auf der Körperoberfläche nicht überall gleich verteilt: An den Fingerspitzen, um den Mund herum oder im Gesicht haben wir viele davon (Grundwald, 2008), und damit auch eine höhere Wahrscheinlichkeit, dass über eine Aktivierung der berührungsempfindlichen Systeme eine stressbedingte Hormonausschüttung reduziert wird (Sumioka et al., 2013), oder auch das Oxytocinsystem aktiviert wird, wie schon Untersuchungen zur Mutter-Kind Interaktion auf der Berührungsebene und der Oxytocinausschüttung zeigen (Spratt et al., 2016).

Das ist meiner Ansicht nach der Grund, warum sich Menschen auch selbst oft selbst um den Mund herum oder an der Wange streichen oder das Kinn halten. Auch das Verschränken der Arme vor der Brust, verbunden mit dem Positionieren der Hände in den Achselhöhlen, ist eine Möglichkeit, wie man selbst etwas für sein Oxytocinsystem, sprich: sein Gefühl, gebunden zu sein, sich sicher zu fühlen, tun kann. Leider fehlt hierfür noch der entscheidende wissenschaftliche Beweis, aber wir arbeiten hart daran.

Gut belegt ist dagegen, wenn Menschen das wechselseitig machen. Sehen Sie sich den Umgang auf der körperlichen Ebene bei Paaren (z. B. Händchenhalten) und in Familien an (Umarmen). Der Vorteil der Paarbildung ist, dass die Vertrautheit den wechselseitigen Zugriff auf die Oxytocin-Aktivierung erleichtert. Die Erlaubnis zur Berührung muss nicht erst »verhandelt« werden, wie dies bei Fremden der Fall wäre. Was wir so offensichtlich täglich bestätigt sehen, stellt sich aus wissenschaftlicher Sicht leider noch als eine Sammlung von Puzzleteilchen dar. Bei Säugetieren gibt es deutliche Hinweise, dass Streicheln oder die vergleichbare Handlung dafür (das Ablecken bei Mäusen, Meerschweinchen oder Hunden) zur Anhebung des Oxytocinspiegels führt. Bei Menschen wird das ähnlich sein. Erhöhte Oxytocinspiegel finden sich bei einem guten Gefühl von Verbundenheit und führen zu einem partnerschaftlicheren Verhalten (Holt-Lunstad et al., 2011).

Und es gibt klare wissenschaftliche Belege dafür, dass Familien Katastrophen besser überleben können als Menschen, die zwar in einer Gruppe unterwegs, aber nicht familiär miteinander verbunden sind, oder Menschen, die sich alleine organisieren müssen (Schirrmacher, 2006).

Die Unterstützung durch Berührung hat nicht ausschließlich eine seelische Funktion, sie wirkt auch körperlich beruhigend, aktiviert die trophotrope Reaktion des Körpers (siehe auch S. 62) und das Immunsystem (Li et al., 2017). Und das im Prinzip seit der Geburt. Der YouTube-Film »The Hug that Changed Medicine« macht das deutlich. Worum geht's?

Hauptdarsteller sind Zwillinge, die zu früh geboren wurden und im Brutkasten weiter betreut werden mussten. Einer der Zwillinge war zu schwach und drohte zu versterben. In der Not kam eine Krankenschwester auf die Idee, die beiden Zwillinge gemeinsam in einen Inkubator zu legen. Die Stärkere hat dann die Schwächere in den Arm genommen. Diese hatte daraufhin sofort reagiert und sich entspannt, was man an Herzrhythmus und Atmung ablesen konnte.

2. Die neuronale Spiegelung

Worum dreht es sich bei diesem komplizierten »Zaubermechanismus«? Wie wichtig ist es, dass sich Menschen unmittelbar begegnen, in einem Raum? Reicht uns ein virtueller Kontakt via Skype? Oder der schriftliche Austausch verbunden mit der Vorstellung vom Gegenüber (mittels eines Briefes oder SMS)?

Mitten im Gehirn gibt es in jeder Hirnhälfte eine etwa

daumengroße Struktur, die lateinisch anatomisch bezeichnete »Insula«. In dieser funktionell definierten Inselregion passiert etwas Wunderbares: Vor 200 Jahren hätte man gesagt, so etwas wie eine Bühne, heutzutage würden die Begriffe Avatar und Computerspiel eher passen. Dieser Bereich des Gehirns ist über Nervenbahnen mit dem motorischen Cortex, dem Bereich im Gehirn, mit dem wir unsere Bewegungen steuern, verbunden. Über dieses System können wir uns quasi virtuell in unserer Vorstellung bewegen und viel wichtiger, die Bewegungen von anderen nachmachen, um zu verstehen, was Gesten oder mimische Aktionen bedeuten. Deshalb ist die willkürliche, d. h. die willentliche Steuerung der Muskulatur eingebunden. Natürlich ist Input von außen nötig: Optische, aber auch akustische und olfaktorische (d. h. geruchsbezogene) Informationen fließen mit ein. Das Ganze hat jedoch nur einen Sinn, wenn auch die Erinnerung beteiligt wird. Wie schon gesagt, es ist ein sehr komplexer Prozess (Bauer, 2005).

Warum ist dieses neurofunktionelle System so wichtig und so elementar?

Ich möchte hier einen neuen Gedanken ins Spiel bringen, uns selbst besser zu verstehen: Versetzen wir uns zurück in die Steinzeit. Für die Menschen damals war es existenziell wichtig, andere Menschen bei einer Begegnung 1.) sofort als Mensch zu erkennen und 2.) die Absicht, die dieser hat, und unwillkürlich über Haltung und Mimik kommuniziert, zu entschlüsseln. Wie schon gesagt, »Leben ist Bewegung« und aus damaliger Perspektive war das gesamte Leben mit dem Einsatz der Muskulatur verbunden: zur Ernährung, zur Paarung, aber auch zur Verteidigung. Auch jetzt hinterlässt hirnphysiologisch gesehen, die direkte Begegnung viel tiefere Spuren im Nervensystem als die rein virtuelle, über ein (bewegtes) Bild.

Deshalb ist es wesentlich besser, wenn Kinder Geschichten von ihren Eltern unmittelbar vorgelesen bekommen. Die Modulation der Worte, die Gefühle, die damit transportiert werden und die passende Mimik werden so gelernt. Bei einem Hörspiel oder Hörbuch gehen genau diese Informationen verloren. Ganz zu schweigen von den synchronisierten Filmen, denn bei diesen passen Lippenbewegungen, die Mimik im Gesicht und Sprache oft nicht zusammen.

Dieses unmittelbare unwillkürliche, nicht vermeidbare, wechselseitige Miteinander im direkten Kontakt ist meiner Ansicht nach einer der wichtigsten Gründe, warum Psychotherapie wirkt (siehe auch Ramseyer und Tschacher, 2014).

Wie verblüffend schnell das funktioniert, möchte ich an einer Mutter-Baby Interaktion verdeutlichen. Innerhalb von zwei Minuten können wir eine gesunde Interaktion zwischen der Mutter und einem etwa acht Monate altem Säugling beobachten. Dann verändert die Mutter ihre Mimik und reagiert nicht mehr auf das Kind, sondern blickt es nur noch starr an. Schon nach wenigen Sekunden reagiert das Kind maximal gestresst; am Ende löst die Mutter die Situation wieder auf und reagiert mit der normalen Zuwendung wie vorher. An diesem Beispiel ist gut nachzuvollziehen, wie schnell die Interaktion auch zwischen Erwachsenen funktioniert, wie schnell sie gestört sein kann, aber auch, wie schnell sie wieder zu regulieren ist (Filmbeispiel YouTube-Video: »The Still Face Experiment«; siehe auch Leclere et al., 2014).

Das Hören einer Stimme alleine, das Ansehen von Bildern oder Filmen oder das Lesen von Texten ist lange nicht so wirkungsvoll.

3. Die Bedeutung der Erinnerung

Gehen wir zurück zum Beginn der Menschheitsgeschichte: Schon immer war es hilfreich, zu wissen, in welchen Situationen Gefahren auftauchen können; menschliches Denken zeichnet aus, dass wir uns erinnern können, aber nicht unbedingt erinnern müssen. Manche Erinnerungen werden durch die psychologischen Abwehrmechanismen zunächst, oder auf Dauer, unterbunden. Keine ganz neue Erkenntnis ist, dass wir den Schlaf brauchen, um die Erinnerungsfunktion zu verbessern. Lernen wird auch erleichtert, wenn Emotionen mit dem, was eingespeichert werden soll, verbunden werden.

Das ist lange bekannt. Neu ist jedoch, dass Erinnerung quasi in einer Art Koordinatensystem nicht nur draußen in der Welt, sondern auch in uns verortet wird. Dafür wurde im Jahr 2014 drei Wissenschaftlern der Nobelpreis in Medizin verliehen. Sie haben herausfinden können, dass das Gehirn genauso funktioniert wie ein Navi (z. B. Hafting et al., 2005).

Überraschenderweise stehen auch die Nervenzellen, die Erinnerungen abspeichern, in einem lokalen Bezug zueinander. Wenn Sie sich an ihr Wohnzimmer erinnern, dann sind die Entfernungen zwischen den funktionellen Zellsystemen, die für die Schrankwand, den Sessel oder den Fernseher stehen, in der Proportionalität im Gehirn ganz ähnlich – praktisch wie eine Blaupause ihres Wohnungsplans.

Um das zu verdeutlichen, denken wir uns einfach unsere Zivilisation weg und gehen wieder 5.000 Jahre zurück. Damals war es wichtig, zu wissen, wo der Fels, unter dem die giftige Schlange wohnt, liegt, ob dies ein sonniger Platz ist oder nicht, damit wir diese Plätze wieder finden konnten.

Grundsätzlich unterscheiden wir zwei Formen von Gedächtnis, einmal das Kurzzeitgedächtnis, die unmittelbare Erinnerung, die aber wieder verloren gehen kann. Daneben gibt es das Langzeitgedächtnis. Damit etwas dort eingespeichert werden kann, müssen wir einmal darüber schlafen und wenigstens eine Tiefschlafphase haben, damit die Eiweiße gebaut werden können, die diese Erinnerung dann dauerhaft speichern. Leider müssen wir Gedanken oder Vorgehensweisen etwa 600 Mal wiederholen, damit diese auch komplett verinnerlicht sind und ein willentlicher, spontaner Zugriff möglich wird, etwa beim Vokabellernen. Dann können wir uns aber auch darauf verlassen, dass es funktioniert.

Raubt man den Menschen den Schlaf, dann funktioniert dieses Einspeichern nicht mehr. Ein traumatisiertes Kind, das in der Folge an Schlafstörungen leidet, wird also in der Schule zwangsläufig nicht lernen können.

4. Das Dopaminsystem

Für die vierte Möglichkeit, Belastungen unmittelbar, aber auch nachträglich zu bewältigen, steht uns aus neurobiologischer Sicht auch das Dopaminsystem zur Verfügung. Im Englischen gibt es den guten Merkspruch im Zusammenhang mit Wahnvorstellungen: »Firm, fixe, false idea«. Eine Idee (»idea«) ist mehr als ein Gedanke. Jeder, der eine Wahnidee hat, ist überzeugt von seinen eigenen Gedanken, es sind keine Argumente dafür notwendig, und es können den Menschen auch keine Argumente dagegen von seiner Überzeugung abbringen. Das Gedankengebäude ist über die Zeit stabil (»fixed«), und die übrigen Menschen um ihn herum, sagen, der Gedanke ist Blödsinn (»false«). Es hält sich hartnäckig die Meinung, das auch Verliebtheit diese drei Kriterien auch erfüllt: Der oder die Verliebte ist überzeugt, der Partner sei der richtige, es gelten keine Argumente dagegen, und das Umfeld ist der Ansicht, der Partner würde idealisiert. Auch die Mutterliebe hat viel gemeinsam mit einer Dopamin-Funktionalität. Jede Mutter denkt, wenn sie sich einmal an das Aussehen ihres Neugeborenen gewöhnt hat, ihres sei das schönste Baby der Welt, möglicherweise im Gegensatz zu den Angehörigen, die den Nachwuchs mit dem inneren Kommentar betrachten: »Naja, die Nase des Großvaters hätte es jetzt nicht unbedingt sein müssen.«

5. Der Körper, die Angst und der Stress

In Anlehnung an das bekannte Buch von Fritz Perls (Psychiater, Psychoanalytiker und Begründer der Gestalttherapie, 1893–1970), »Das Ich, der Hunger und die Aggression«, definitiv ein psychotherapeutischer Klassiker aus historischer Sicht ist der Titel aufgrund einer gewissen Analogie dieses Abschnitts gewählt worden. Zurück zum Thema:

Zum besseren Verständnis wenden wir uns jetzt einer kleinen Struktur im Gehirn zu, über die kaum etwas geschrieben wird, die sogenannte Formatio Reticularis. Was die meisten Menschen wissen, ist, dass es das das autonome Nervensystem gibt. Ein Teil dieses Nervensystems (der Sympathikus) wirkt als »Einpeitscher«, treibt Funktionssysteme an; ein anderer Teil (der Parasympathikus) bremst. Dieses Bremsen beinhaltet aber viel mehr als nur verlangsamen. Dahinter verbirgt sich eigentlich die sogenannte trophotrope Regulierung. Mit dem Begriff bezeichnen wir alle Funktionen, die der Aufnahme, des Aufschließens der Nahrung und letztlich der Verwertung und schließlich zellulären Umsetzung dienen und zwar bevorzugt und normalerweise im Schlaf. Das ist ein weiterer Grund, warum das Schlafen so wichtig ist, nicht nur um die Gedächtnisleistung überhaupt langfristig zur Verfügung zu stellen, sondern auch um für die Anforderungen des folgenden Tages Energie im Speicher zu haben und abrufen zu können (Buysee, 2014).

Und um diese Komplexität besser verständlich zu machen, möchte ich ein Bild benutzen: Unsere Organsysteme, Kreislauf, Magen-Darm, Atmung sind jeweils Musiker einer Kapelle. Verschiedene Funktionen sind also die verschiedenen Instrumente, die in einer Musikkapelle gespielt werden. Und in diesem Bild wäre die Formatio Reticularis der Schlagzeuger, der den Rhythmus vorgibt, aber gleichzeitig auch die Instrumente hört und berücksichtigt, wie gut diese spielen können und ob sie etwa bei dem vorgegebenen Tempo mithalten können.

Was sich die meisten Menschen nicht bewusst machen und auch viele Ärzte oft nicht ausreichend ernst nehmen, ist die Tatsache, dass die Formatio Reticularis auch Augen und Ohren hat, fühlen kann, z. B. die Außentemperatur mitbekommt, aber auch unseren Körper-Selbst-Sinn verarbeitet. Ein Gehirn kann in großen Zusammenhängen zerstört sein, wenn die Formatio Reticularis funktioniert, dann lebt der Mensch weiter (apallisches Syndrom oder Wachkoma).

Zunächst spielt die Musikkapelle nach dem Takt des Schlagzeugers. Es kommt aber noch ein zweiter Rhythmusgeber mit ins Spiel, der Perkussionist, der möglicherweise am Nachmittag anders spielt als am Abend, wenn die Bühnenscheinwerfer brennen, die Lightshow läuft und das Publikum ihn mitreißt. Das, was bei der Zuhörerschaft ankommt – in unserem Bild das Großhirn –, wird vorab gefiltert über ein Mischpult. Das Mischpult in unserem Körper ist im Thalamus angesiedelt, dem Tor zum Bewusstsein: Nicht immer bemerken wir unseren Herzschlag oder Atem – nur, wenn wir die Aufmerksamkeit darauf lenken. Wir spüren unseren Magen nur, wenn er krank ist.

Eine Komponente fehlt noch in dem Bild. Es sind die emotionale Verarbeitung: Je besser die Band abgemischt ist, je besser die Soundqualität, umso eher entstehen positive Gefühle. Ist das nicht der Fall, geht es in die andere Richtung.

Noch ein paar Worte zum »Publikum«, der Großhirnrinde. Sie liefert das hauptsächliche Substrat für unser Bewusstsein. Wir hören und sehen, was sich auf der Konzertbühne tut. Natürlich wird die Musik, die diese Organ-Kapelle erzeugt, abhängig davon wahrgenommen, wie die Umstände sind, ob das Konzert untertags oder am Abend stattfindet, welche Emotionen mit der Musik verbunden sind, ob das Stück bekannt ist, vielleicht mit Erinnerungen verknüpft, mit einem anderen Menschen oder einem anderen Ort.

Im folgenden Kapitel müssen wir uns ansehen, was das Grauen, das während eines Krieges passiert, im Gehirn unmittelbar anrichtet: Wir haben verstanden, dass die Menschen ohne Ausnahme alle Orte an denen sie einmal waren, und die Gefühle, die mit diesen Orten verbunden sind, einspeichern. Wir machen das einmal unbewusst, um die unmittelbare Situation bewältigen zu können; aber auch bewusst, um uns daran zu erinnern, und uns in Zukunft vielleicht darauf einstellen zu können. Diese kognitiven und emotionalen Prozesse sind auch immer verbunden mit einer Herz-Kreislauf Reaktion und Veränderungen des Immunsystems.

Was passiert bei Bedrohung, Misshandlung, Folter oder Kriegsverletzungen?

Dass Lebewesen Möglichkeiten haben, auf Angriff oder Belastung zu reagieren, ist eine biologische Binsenweisheit: Kampf, Flucht oder sich tot zu stellen (»fight«, »flight« or »freeze«). Möglicherweise haben unsere Schutzsuchenden schon alle drei Varianten erlebt. Doch einmal als Schutzsuchende angekommen, was dominiert das Erleben?

Häufig wird im Zusammenhang mit dem Flüchtlingsthema über Aggressionen, Konflikte, ein sich auflehnen oder gar kämpfen, gesprochen oder geschrieben. Wir müssen an diesem Punkt verstehen, dass der Kampf (»fight«) auch eine biologische Form der Bewältigung ist, und letztlich zunächst auch der unmittelbaren Angstreduktion dient. In einfachen Worten: Kann ich meine Angst nicht im Rahmen einer Bindung kompensieren oder mich in eine Fantasiewelt flüchten, die mich ausreichend stabilisiert und sehe ich mich in einer ausweglosen Lage, dann schlage ich einfach um mich.

Bei traumatisierten Kindern sind genau das die Symptome, die ins Auge stechen: das Sich-Auflehnen, das Ein-Ärgernis-für-andere-Sein, sich auch körperlich zu wehren.

Die dritte Verhaltensmöglichkeit ist in der Außenschau auf den ersten Blick die ökonomischste, da sie am wenigsten Schaden anrichtet oder kostet. Es ist das »Einfrieren« (»freeze«), der Totstell-Reflex. Das sind dann Menschen, die einfach vor sich hin starren, die stumm da sitzen. Aber auch diese kommen eben nicht zur Ruhe, haben Schlafstörungen und letztlich ist der Schaden mindestens genauso groß, denn würden diese in einer Maßnahme, etwa einem Sprachkurs, sitzen, könnten sie sich später nicht an das erinnern, was sie hätten lernen sollen und werden das Leben genauso wenig bewältigen können, wie die vorher erwähnten Aggressiven.

Nachvollziehbarerweise keimen die Ängste um die, die zurückgeblieben sind. Ängste aufgrund der Herausforderungen, die jetzt, an dem neuen Aufenthaltsort zu bewältigen sind und Trauer ob der Verluste, die man verkraften muss.

Trauer ist, wie wir kennengelernt haben, zunächst ein »Bewältigungs-«, aber eigentlich auch ein »Antreibergefühl« (siehe auch S. 39). Es entsteht vornehmlich dann, wenn zum Beispiel eine wichtige Person von unserer inneren Landkarte verschwindet. Stirbt der Großvater, so bleibt der Platz, den er am Tisch immer eingenommen hat, der Sessel, in dem er saß, leer. Im Zusammenhang mit der Veränderung des vorher beschriebenen, örtlich-emotional ausgerichteten »Navigationssystems« ist das ein Gefühl, das diesen Verlust ins Bewusstsein liften soll, in diesem Fall die Traurigkeit, weil der Großvater sozusagen auch räumlich fehlt. Je wichtiger die Bezugspersonen waren, die man verloren hat, desto intensiver wird das Gefühl. Auf der Flucht ist das ganz dramatisch, weil alle Bindungen unvorbereitet verloren gehen und gleichzeitig auch das vertraute räumliche Bezugssystem. Der Flüchtende muss sich nun vielleicht sogar mehrmals in neuen Umgebungsbedingungen zurechtfinden.

In solchen Situationen nutzen Menschen die zwei erwähnten Neurotransmittersysteme (Dopamin- und Oxytocinsystem), um die Defizite auszugleichen: Sie versuchen zum einen möglichst das Oxytocinsystem »anzuwerfen«. Die Familien rücken näher zusammen, im Beispielsfall Flüchtlinge versuchen diese mit der Heimat in Kontakt zu bleiben und telefonieren so viel wie möglich. Bei den Gesprächen geht es oft um augenscheinlich Belangloses, zum Beispiel wird erzählt, was sie gerade zu Mittag gegessen haben. Was passiert bei dem Kontakt mit der vertrauten Person aber eigentlich: Auf der inneren Bühne (siehe S. 57) wird diese »abgespeicherte Beziehung« aktiviert, nicht nur über den Klang der Stimme, sondern den damit transportierten Emotionen, den Inhalten, aber auch den Erinnerungen. Im Kopf entsteht nun in Verbindung mit der Erinnerung ein komplexes Bild; der Betroffene kann, wenn er die entsprechende Mentalisierungsfähigkeit hat, mit jedem Detail verbinden, wie der Gesprächspartner sich fühlt, und es fast so erleben, wie wenn er vor Ort wäre. Deshalb ist diese Kommunikation so elementar wichtig, genauso wie Ernährung oder ein Dach über den Kopf, Wärme und Sicherheit.

Unter Umständen, unter denen die Angst zunimmt, und das passiert zwangsläufig in einer fremden Umgebung (man muss sich erst zurechtfinden; alles könnte eine Bedrohung sein), werden automatisch die Bewältigungssysteme aktiviert.

Besonders bei Menschen, die allein unterwegs sind, ist der Bindungswunsch sehr groß, weil das Bindungssystem im Verhältnis deutlich weniger bedient wird (mangels unmittelbarer familiärer Beziehungen). Um das Risiko (vor-) schneller Paarbildungen, die aus unterschiedlichsten Gründen vielleicht langfristig nicht sinnvoll sind, zu reduzieren, könnte man einiges tun; an erste Stelle die Selbstwertregulation aktivieren, z. B. dadurch, dass man das Gefühl der

Würde vermittelt und die Selbstbestimmung fördert, an zweiter Stelle das Gefühl von Sicherheit und dass die Zukunft gestaltbar wird.

Bindungsgefühl entsteht durch eine Aktivierung des Oxytocinsystems, das wiederum reduziert Ängste und schafft Sicherheit. Deshalb suchen Menschen auch auf der Flucht und in dem Gastgeberland hochaktiv Partner. Sie wollen sich binden, denn sie wissen um die positiven Gefühle, die damit verbunden sind. Deswegen werden auf der Flucht auch viele Kinder geboren, da auch in den Kriegsgebieten in der Zeit vor der Flucht vermehrt Nähe gesucht und leider teilweise auch gewaltsam erzwungen wurde. Das Zusammenleben, insbesondere mit kleinen Kindern, führt aufgrund der Interaktionen und dem wechselseitigen Wunsch nach Nähe auch bei den Eltern zu höheren Oxytocinspiegeln, die wiederum mit positiven Gefühlen verbunden sind. Daneben gibt es natürlich auch soziologische und politische Gründe für die Zeugungsbereitschaft (in den meisten Ländern der Erde bedeuten Kinder auch, es gibt jemanden, der sich später um mich kümmern kann, wenn ich krank oder alt bin). Der durch Krieg und Flucht verursachte Stress in der Schwangerschaft hat leider Auswirkungen auf die Cortisolbildung in den Nebennierenrinden des Fötus und kann später zu Symptomen wie Fibromyalgie führen.

Damit wird nebenbei die Fähigkeit, sich selbst beruhigen zu können, unterstützt. So ist das unmittelbare Aktivieren des Bindungssystems durch die Aufnahme einer ganz engen Beziehung nicht mehr ganz so notwendig.

Jemand, der auf der Flucht ist, braucht in der Situation neue Ideen, Fantasie, konkrete Vorstellungskraft, um sich den Anforderungen stellen zu können, aber auch um die Erinnerungen und damit verbundenen Gefühle möglichst authentisch zu fühlen – d.h., in diesem Fall nimmt die Dopaminausschüttung zu. Mit der Vorstellung von möglichen Lösungen in der Fantasie fühlt sich der Betroffene wieder handlungsfähig, zumindest in der Zukunft und der Selbstwert steigt. Gleichzeitig nimmt die Angst ab. Dieser innere Prozess ist in einem engen Zusammenhang mit einem äußeren zu sehen. Eines der wichtigsten kulturellen Bewältigungskonstrukte, das die Menschen geschaffen haben und das im weiteren Sinne die Eigenschaften und Funktionalitäten des Dopaminsystems nutzt, ist die Religion (bzw. Religionen). Wenn nichts mehr hilft, die Welt aus den Fugen gerät, kann nur noch Gott, der Allmächtige, Erbarmer etc. helfen. Diese feste Überzeugung im Glauben ist – jetzt aus wissenschaftlicher Sicht – mit einer Aktivierung des Dopaminsystems verbunden. Und wie der Volksmund sagt, »die Hoffnung stirbt zuletzt«. Der Glaube mit seinen Bildern bietet letztlich in einem Zusammenwirken des Oxytocinsystems, »zuständig« für die Gefühle Sicherheit und Bindung, und des Dopaminsystems, Träger des Gefühls des absoluten Überzeugtseins und »Wächter« des Übergangs zwischen Realität und Fantasie, tatsächlich auch biologisch Entlastung und die Möglichkeit, so einen inneren Halt zu finden. Studien zeigen, das gläubige Menschen (egal um welche Religion es sich handelt) sozial eigebundener sind und länger und zufriedener leben (Bengel und Lyssenko, 2012).

Neurobiologische Grundlagen der Radikalisierung

Es birgt aber auch – nun ebenfalls biologisch begründbar – das Risiko der Radikalisierung. Die Grundlage können wir uns leicht verdeutlichen: Frank de Waal hat vor bald 20 Jahren in einem Experiment mit Affen zeigen können, wohin ungerechte Behandlung führt: Zwei Affen müssen die gleiche Aufgabe bewältigen, ein Steinchen durch ein Fenster in Empfang nehmen und durch ein anderes wieder herausreichen. Das Problem dabei ist, dass der eine Affe Weintrauben als Belohnung erhält, der andere Gurkenstückchen. Sehen Sie selbst auf YouTube, was passiert (Link-Info am Ende des Buches). Was in dem Film über das Fairness-Experiment nicht mehr gezeigt wird: Der Affe, der sich eigentlich freuen müsste, dass er die Weintrauben bekommt, ist, als er die Reaktion des anderen bemerkt, auch nicht mehr froh. Er wirkt nach menschlichem Ermessen depressiv. Zu bedenken sind dabei auch neuere Interpretationen der Situation von Tomasello (2016), der zu dem Schluss kommt, dass es dem Affen bei dem beschriebenen Experiment nicht um den anderen Affen geht, sondern um die geschmackliche Wertigkeit der Weintraube und der Gurke im Vergleich. Der Affe würde sich auch alleine gegen die Vertauschung der Belohnung auflehnen.

Im Umkehrschluss heißt das für uns: Eine Traumatisierung führt biologisch sinnvoll dazu, dass auf die inneren und äußeren Bewältigungsmöglichkeiten zugegriffen wird. Je mehr wir nach der Traumatisierung dafür sorgen, dass das Bindungssystem bedient wird, also soziale Netzwerke anbieten und je mehr wir dafür sorgen, dass das Gedächtnis auch gut arbeiten kann, desto weniger muss der Betroffene das Dopaminsystem aktivieren. Weniger Dopamin – weniger religiöse Überhöhung: eine ganz einfache Gleichung und eine weitere Möglichkeit, Radikalisierung vorzubeugen.

Welche Symptome können auf Traumatisierungen folgen?

Die Symptome können – müssen aber nicht – unmittelbar auftreten. Wichtig ist, um sie von anderen psychischen Erkrankungen abzugrenzen: Sie sind vor dem traumatisierenden Ereignis nicht zu beobachten gewesen.

Eine gute Übersicht liefert die Reihung der Symptome, wie sie in einem seit 30 Jahren häufig verwendetem Fragebogen, dem PTSS 10 (Post Traumatic Stress Scale) mit zehn Fragen aufgeführt sind, und auf Vorhandensein und Ausprägung *(gar nicht = 0; selten = 1; manchmal = 2; oft = 3)* in den letzten sieben Tagen untersucht werden. Je höher der Wert, desto ausgeprägter wäre die Symptomatik. Nebenbei können Sie selbst prüfen, ob sie eventuell an den Folgen einer Traumatisierung leiden. Bei der hier vorgeschlagenen Skalierung können maximal 30 Punkte erreicht werden, bei einem Wert über 15 Punkte ist die Diagnose einer Posttraumatischen Belastungsstörung, wenn ein entsprechend schweres Trauma vorgelegen hat, wahrscheinlich (Friedman, 1997).

Die Skala umfasst vegetative oder körperliche Symptome sowie Veränderungen des Gemütes und der situativen Gefühle:

1. Schlafstörungen, evtl. mit
2. Alpträumen über die Ereignisse

3. Körperliche Anspannung (Muskelverspannung)
4. Schreckhaftigkeit bei plötzlichen Geräuschen oder Bewegungen
5. Stimmungsschwankungen oder
6. Gedrückte Stimmung oder
7. Gereiztheit (ich werde schnell gereizt oder ärgere mich)
8. Schlechtes Gewissen, Selbstvorwürfe, Schuldgefühle
9. Angst bei Annäherung oder Assoziationen an den Ort des Ereignisses
10. Sozialer Rückzug (Hoffman et al., 2014)

Auch der Umgang mit traumatisierten Menschen kann beim Helfer, Betreuer oder Angehörigen Symptome auslösen, da sich dieser auch mit dem Ereignis und den Folgen indirekt beschäftigen muss. Das kann sein

- ein Gefühl einer starken Belastung durch die Situation,
- Unterdrücken der Erinnerung an bestimmte Gefühle oder Erinnerungen an das traumatische Ereignis,
- plötzliche lebhafte Erinnerungen oder Bilder von dem Ereignis oder davon abhängigen Themen,
- ein spezifisches Vermeidungsverhalten,
- Schlafstörungen und Alpträume mit Bezug auf das Ereignis,
- spezifische Erinnerungslücken, Interessensverlust,
- ein Verlust der Empathiefähigkeit,
- Zukunftsängste,
- Konzentrationsstörungen,
- Identifizierung mit dem Opfer und seinen Gefühlen und letztlich
- der Wunsch, den Kontakt rückgängig machen zu können.

Ein ähnlich konzipierter 20 Fragen zur Selbstbeurteilung umfassender Bogen (Fragebogen zur sekundären Traumatisierung, FST) erlaubt bei Bedarf eine Quantifizierung.

Kinder und Jugendliche können auch andere Symptome zeigen, deshalb werden Traumafolgestörungen in dieser Altersgruppe oft übersehen. Dabei handelt es sich um Verhaltensweisen und Auffälligkeiten wie Wutausbrüche, Aggressivität, Impulsivität, Konzentrationsstörungen, mentales Abdriften, Tagträumen, situationsunangemessene Selbstberuhigungsmaßnahmen, Daumenlutschen, Drehen von Haarsträhnen und/oder Knabbern an den Fingernägeln, Lutschen an Kleidungsstücken, z. B. Kordeln oder das Enden der Pullover-Ärmel, rhythmisches Schlagen von Körperteilen – häufig des Kopfes – gegen das Kopfkissen oder eine Wand. Bei älteren Kindern das Schlagen mit der Faust oder der Hand gegen Gegenstände, auf Tische oder Wände, Kippeln mit dem Stuhl, das Zerstören von Gegenständen, die den Betroffenen eigentlich viel bedeuten, das Horten und Sammeln von Gegenständen, die andere Menschen wegwerfen würden, z. B. Kronkorken oder auch die Haare oder die Fingernägel nicht schneiden lassen zu wollen oder die Kleidung nicht gerne wechseln zu wollen. Weiter das Fehlen von Zukunftsperspektiven, ein negatives Selbstbild, Hilflosigkeit, starkes Misstrauen gegenüber allen Menschen, Trennungsangst, Anklammern, ein unangemessenes Nähe-Distanz-Verhalten, dissoziative Symptome bis hin zu Erinnerungslücken, eine veränderte Zeitempfindung, Lügen, psychogene Krampfanfälle, Sensibilitäts-und Empfindungsstörungen und auch andere körperliche Symptome (Bauch- oder Kopfschmerz).

Die Symptome bilden sich selten zurück, ohne Behandlung nehmen sie eher zu und bestehen, wie auch das erste Fallbeispiel aus dem Zweiten Weltkrieg zeigt, oft ein ganzes Leben.

Eine kleine Kulturkunde – jenseits des Abendlandes

Vorsicht! Es mag den einen oder anderen Leser geben, der den folgenden Text als nicht politisch korrekt erlebt. Pauschalisierungen haben die Schwäche der Generalisierung, aber den Vorteil, Trends oder mögliche kleinste gemeinsame Nenner im soziologischen Sinn zu identifizieren. Meine Quellen sind primär persönliche Erfahrungen und Eindrücke aus Kontakten und Gesprächen zu dem Thema, die auch mit Menschen aus den jeweiligen Kulturräumen besprochen und so in gewisser Weise verifiziert wurden. Es handelt sich nicht um eine fundierte kulturwissenschaftliche Analyse, sondern um Alltagsbeobachtungen aus meinen Erfahrungen mit Flüchtlingskindern. Die folgenden Absätze sind bitte komplett wertfrei zu verstehen und rein beschreibend.

Im Gegensatz zu unserer Gesellschaftsform, leben die Menschen in den Gebieten, aus denen aktuell viele Flüchtlinge kommen, seit Jahrtausenden in Clan-Strukturen, die eine klare hierarchische Ordnung haben (müssen), d.h., es gibt einen Clan-Chef, der manchmal das Familienoberhaupt (einer Großfamilie) sein kann, aber nicht sein muss, z.B. in Lebensumständen, in denen jemand die ordnende Funktion durch seine natürliche Autorität übernimmt, etwa weil er sich in Konfliktsituationen durchsetzt und ganz wichtig – anders als bei uns – über das Gewaltmonopol verfügt. In unserem Staatswesen wurde Letzteres im Gegensatz dazu einmütig an die Exekutive, spricht die Polizei, übergeben.

Damit sind schon die ersten Konflikte vorprogrammiert: Im Orient würde bei einem Streit das Familienoberhaupt auch unter Einbeziehung von Strafen die Sache regeln, bei Bedarf unter Zuhilfenahme der Unterstützung der anwesenden Personen, wobei sich alle Anwesenden stillschweigend einig sind, dass das Ziel die Harmonie und der Schutz in der Gruppe, also das »WIR« wichtig ist, und nicht die Wahrung von Interessen einzelner (im Gegensatz zum Respekt vor Individualität). Bei uns wird das Hausrecht verbal ausgeübt. Bei Nichtbeachtung wird das Rufen der Polizei angedroht – und damit meint man auch implizit die Exekutive –, bei Nichtbeachtung der Regeln würde diese auch gerufen.

Dem haben sich aufgrund der gemeinsamen Grundlage, das Staatswesen als solches anzuerkennen, bei uns alle unterzuordnen.

Das Gewaltmonopol in der Familie zu verorten, kann unter bestimmten gesellschaftlichen Bedingungen durchaus sinnvoll sein, zum Beispiel wenn sich der Clan über Landesgrenzen hinweg erstreckt oder bewegt und wenn die staatstragenden Strukturen nicht demokratisch sind, bzw. nicht anerkannt werden). In diesem Zusammenhang muss man sich – besonders vor dem Hintergrund westlicher Gesellschaften – auch vor Augen führen, dass Sozialversicherungssysteme wie bei uns – mit Kranken- und Rentenversicherung – global noch die ganz seltene Ausnahme sind.

Statt der Sicherungssysteme gibt es in vielen Ländern nur den Rückhalt in der Familie, bei Krankheit, oder im Alter. Leibliche Kinder sind so die einzige Altersversorgung, haben diese ganz besondere Bedeutung. Dies erklärt auch, warum Flüchtlingsfamilien unter schwierigen Bedingungen trotzdem so generativ sind. Menschen aus unserem Kulturraum würden in Krisen oder unter vergleichbaren Lebensbedingungen mit dem Nachwuchs warten, wie die Geburtenzahlen Europaweit im Jahr 2008/2009 zeigen.

Kinder und Eltern haben eine wechselseitige Verpflichtung. Das erklärt auch, warum zum Beispiel die Ehepartner noch in vielen Kulturen von den Eltern ausgesucht werden, da ja die Familien zusammenpassen müssen und dort die Liebesheirat eher die Ausnahme ist. Dies gilt für viele Orte der Erde; die meisten Ehen auf unserem Planeten werden unter diesen Vorbedingungen geschlossen. Wir müssen uns aus unserem kulturellen Blickwinkel auch klarmachen, dass sich die Lebensvorstellungen zum Beispiel in Afrika oder im Nahen Osten in den nicht privilegierten Bevölkerungsschichten durchaus sehr von unseren unterscheiden: Die Lebenserwartung ist deutlich geringer, gerade im handwerklichen Bereich oder im Handel, aber auch im ländlichen Lebensraum waren die Kinder und jungen Erwachsenen diejenigen, die aktiv die Lebenshaltung durch Mitarbeit sicherstellten. Die älteren, und hier kann älter im biologischen Sinne schon bedeuten mit Mitte 40 Jahren, nur noch aufsichtsführend oder die Entscheidungen treffende Funktion innehatten.

Wichtig ist auch, sich klarzumachen, dass es eine sehr klare Aufgabenteilung in der Versorgung der Familie gab: Kindererziehung, kochen, waschen und die Reinhaltung des Hauses sind eher Aufgabe der Frau.

Die Kinder kennen die klare Unterordnung unter den Willen des Familienoberhauptes, der die gesamte Entwicklung des Clans oder der Großfamilie im Blick hat, die Bedeutung von Schulbildung ist traditionell eher untergeordnet. Diese Binnenkultur, zum Beispiel die Art der Familie, sich zu kleiden oder sich zu verhalten, hat einen sehr hohen Stellenwert. Diese Kultur wird auch in unterschiedlichen äußeren Kulturen konsequent weiter gelebt. Eine Erfahrung, die wir in unserem Land schon in den sechziger/siebziger Jahren mit den anatolischen Gastarbeiter-Familien gemacht haben. In der Beduinentradition gibt es auch logischerweise kein Gefühl für eine Notwendigkeit des sich Veränderns, da ja in der Wahrnehmung des Außen, das sich während des Umherziehens verändern mag oder Andersartigkeit aus der Sicht von Nomaden normal ist, und zum Teil über Jahrtausende keinen Anpassungsdruck erzeugen konnte, mit Ausnahme vielleicht des Klimas.

Die Wüste ist grenzenlos und kann eigentlich von niemandem beherrscht werden. Die seltenen Schätze, die sie bietet – Wasser, Früchte, Tiere, aber auch zurückgelassene Anwesen oder Gegenstände – gehören zunächst einmal, solange sie nicht umzäunt sind, jedem, der sie findet. Sind Gegenstände »herrenlos«, darf man sich derer bemächtigen.

In dem Buch *Drachenläufer* (Hosseini, 2003) findet sich eine Passage, die einen Diebstahl auf einem Basar beschreibt: Auch diese Situation ist sehr typisch, in dem Selbstverständnis des jungen Diebes handelt es sich bei dem Diebstahl um einen Vorgang, der zwar aus der Not heraus erklärbar ist, aber auch um ein Spiel, in unserem Kontext ein »Kavaliersdelikt«, wenn der Ladeninhaber nicht in der Lage ist, auf seine Ware ausreichend Acht zu geben. Hier hilft eine klare und direkte – das heißt von Person zu Person – Erklärung von Recht und Gesetz und vor allem der Konsequenzen (Haftung und was diese bedeutet). Hinsichtlich der Wirkung ist aber auch zu bedenken, dass zum Clandenken auch gehört, dass z. B. bei Anklagen vor Gericht immer auch die Ehre des Clans »angegriffen« ist, da hier eine beschämende Situation öffentlich gemacht wird, die es in jedem Fall abzuwehren gilt. Wird eine Strafe ausgesprochen, fühlt sich der ganze Clan bestraft, die Geldstrafe würde auch aus dem Clan heraus bezahlt werden. Dieser Vorgang führt dazu, dass der Verurteilte im Clan dem gegenüber, der die Strafe bezahlt hat, in der Pflicht ist. Er muss sie später einmal zurückzahlen, z. B. in Form einer Dienstleistung, auch wenn diese wieder gesetzeswidrig wäre, z. B. einen weiteren Schleuser zu bezahlen.

In Konfliktsituationen werden Emotionen deutlich gezeigt, ebenso wie die Betroffenheit. Die gewaltsame Auseinandersetzung, die auch die körperliche Auseinandersetzung beinhalten kann, und die körperliche Strafe der Züchtigung ist noch häufig zu finden. Neben dem alttestamentlichen Ansatz »Auge um Auge, Zahn um Zahn« findet sich ähnliches auch im Koran, der dieselben Wurzeln hat.

Das Bestrafen ist Teil der religiösen Regeln, in vielen Suren ist davon ausdrücklich die Rede, und zwar das unmittelbare und fast auch immer die Ausübung von der Gewalt einschließende. Daneben gibt es aber durchaus auch Barmherzigkeit als mögliche und praktizierte Reaktionsweise, die lange schon in der islamischen und vorislamischen Kultur verankert ist, ebenso wie eine Überhöhung der eigenen Kultur, verbunden mit der absoluten Entwertung von anderen Lebensweisen, die auch explizites Thema sowohl im Alten Testament (das »Auserwählte Volk«) wie auch in vielen Suren ist.

Der Unterschied zwischen Reich und Arm wird als gottgewollte Ordnung verstanden, nach diesem Weltbild muss es Arme geben, damit die reichen Almosen geben können, auch hier ist der typische zehnte Teil, wie unserer Kultur üblich. Der Reiche kann nur in das Paradies kommen, wenn er großzügig ist. Auf der anderen Seite ist Reichtum damit aber auch legitimiert, der Arme muss sich für Almosen eigentlich nicht bedanken, weil der Reiche nur durch das Abgeben seines Anteils überhaupt eine Chance hat, sein Heil zu finden.

Ein anderer Aspekt ist die Gastfreundschaft, die gerade in Wüstenregionen überlebenswichtig ist. Jedem Reisenden, unabhängig welchen Grund die Reise hat, wird sie gewährt. Der Reisende benötigt Unterstützung bei der Querung der Wüste, deshalb ist ein Reisender als Gast immer willkommen, und es gilt das Angebot, sich im gastgebenden Haus wie zu Hause zu fühlen. Der Gastgeber wird auch alle Hebel in Bewegung setzen, um es dem Gast zu ermöglichen, sich wohl zu fühlen, bringt aber damit auch seinen Wohlstand zum Ausdruck. »Sich überschlagende« Gastgeber (unsere Welcome-Kultur) sind also auch im östlichen Verständnis zunächst einmal normal. Nicht ausgesprochen wird bei dieser Regelung, dass die Gäste das Gastrecht selbstverständlich nur drei Tage in Anspruch nehmen, dann wird vom Gastgeber erwartet, dass der Gast weiterzieht. In manchen Situationen wird ein Aufbruch ohne Abschied deshalb nicht unbedingt als unhöflich wahrgenommen. Auch das Flüchten vor Verfolgung und Gefahr und die Auseinandersetzung zwischen den einzelnen Glaubensrichtungen hat in der Geschichte des Islam von Anfang an das Leben vieler Generationen geprägt.

Da demokratische Strukturen und Steuern in vielen Ländern des Nahen und Mittleren Ostens und Afrikas nicht die gewohnte Staatsform und -finanzierung sind, wird vieles nicht von der öffentlichen Hand finanziert, sondern im besten Fall von Reicheren oder Firmen gestiftet. Das Sozialwesen ist nur rudimentär von Staats wegen finanziert. Häufig zahlen Reiche, die es auch in diesen Ländern schon immer gegeben hat, das Notwendige (um Aufstände zu verhindern) über Almosen, also direkt. Unterstützt werden Einrichtungen und Strukturen wie Straßen, Schwimmbäder, Schulen. Sie werden nicht durch gerechte Steuern finanziert und als Eigentum der Allgemeinheit wahrgenommen, für das alle auch mitverantwortlich sind, und deshalb auch nicht besonders geachtet.

Die Rollenaufteilung und das Festhalten an Vorgaben sind sehr tief verwurzelt. Hier ist die Herausforderung, sich jetzt einer neuen Kultur anzupassen, sehr deutlich zu machen.

Auch der Umgang in der Gruppe ist traditionell unterschiedlich. »Gruppe« bedeutet in diesem Zusammenhang in der Regel »Großfamilien«, die, weil sie mehr als bei uns als überlebensnotwendig erachtet werden, eng zusammenhalten und sich auch über den familiären Zusammenhalt definieren; dass Familien durchaus auch einmal getrennt werden können, ist normal, die Familie bleibt aber weiterhin die wichtigste Form der sozialen Sicherung. Wenn man sich trifft, muss man auf engerem Raum zurechtkommen.

Das miteinander auf Decken am Boden essen in hockender Weise erklärt sich zum Beispiel daher, dass es in den Haushalten oft nicht ausreichend viele Stühle oder Plätze am Tisch gibt (wenn überhaupt), damit alle an einem Tisch zusammenkommen können. Deshalb essen alle auf dem Boden. Auch die Trennung der Geschlechter ist hier nichts Ungewöhnliches. Beim Schlafen verhalten sich die Menschen in diesen Kulturen ähnlich, wobei hier natürlich auch das wechselseitige Wärmen durch die Körperwärme bei niedrigen Außentemperaturen in der Vergangenheit in diesem Zusammenhang eine größere Bedeutung hatte. Ist eine größere Gruppe gezwungen, in einer fremden Wohnung zu übernachten, würden sich Menschen aus unserer Kultur eher in der Wohnung verteilen und sich auseinander legen, die Isomatten nahe zu den Wänden ausrollen und Abstand zueinander halten. Im arabischen Kulturraum ist es durchaus möglich, dass in der Situation auch mehrere Erwachsene in einem Doppelbett übernachten können, Männer und Frauen jedoch getrennt schlafen.

Auch Trauer wird anders zum Ausdruck gebracht: Ist sie bei uns eher still, wird sie im arabischen oder islamischen Raum eher laut gezeigt; gemeinsame Trauer ist wichtig, dafür ist die Trauerzeit eher kurz.

Gerade bei den unbegleiteten minderjährigen Flüchtlingen ist Trauerarbeit ein häufiges und wichtiges Thema, oft versterben in den Kriegskrisenregionen Angehörige, die Mitteilung erfolgt dann über SMS oder Telefon. Würde nach dem Tod eines nahen Angehörigen bei uns eher der Rat ausgesprochen, dem Menschen einen Rückzug zu ermöglichen (siehe auch den häufigen Text in Todesanzeigen: »von Beileidsbezeugungen am Grab bitten wir Abstand zu nehmen«), damit er in Ruhe Abschied nehmen und die Situation bewältigen kann und sich die Menschen zurückziehen, empfiehlt es sich für aus dem arabischen Kulturkreis Stammende, Gemeinschaft zu ermöglichen und sie in dem Trauerprozess nicht alleine zu lassen.

Menschen, die in den beschriebenen Clanstrukturen aufgewachsen sind, sind es gewöhnt, dass autoritäre Ansagen gemacht und Regeln klar ausgesprochen werden, dass auf die Einhaltung geachtet wird, und dass der Sinn verständlich ist, ansonsten werden Regeln nicht als Regeln wahrgenommen. In anderen Worten: Die Wüste ist grenzenlos, wo kein Zaun ist, da kann man auch durchgehen. Schilder mit der Aufschrift »Durchgang verboten« wirken, solange keiner das Verbot durchsetzt und darauf besteht, nicht (oder nicht lange).

Trans-, Inter-, »Multikulti«: Definitionen

Unter dem Begriff »transkulturell« verstehen wir einen Transfer einer kulturimmanenten Verhaltensweise oder eines Gegenstandes in eine andere: Bestes Beispiel dafür wären die Jeans, die aus dem amerikanischen Kulturraum als Alltagskleidungsstück in unserer Kultur angekommen sind. Sie werden sogar im formalen Raum toleriert – ein Bundestagsabgeordneter in Jeans und Turnschuhen wäre vor 40 Jahren noch unvorstellbar gewesen. Ein anderes Beispiel sind Spaghetti Bolognese als wichtiger Bestandteil unserer Ernährung.

Oder umgekehrt: Eine bekannte Gaststättenkette in den USA heißt Dönerschnitzel, weil in der Wahrnehmung der amerikanischen Soldaten, die in unserem Land stationiert waren, der Döner eine »typisch deutsche« Spezialität ist.

Interkulturell bedeutet, dass es an sich abgeschlossene Kultur-Zonen geben kann. Zum Beispiel in einem Haushalt (Ernährung, Sprechen der Muttersprache, übliche Fernsehprogramme), aber ein wechselseitiges Kennenlernen, Verstehen, Austausch oder auch Besuchen möglich ist. Ohne Abschottung kann es zu transkulturellen Prozessen kommen. Multikulturell dagegen bedeutet, es gibt mehrere doch sehr abgeschottete Kulturinseln nebeneinander, die im Alltag kaum oder keine Berührungspunkte haben (eigene Schulen, eigene Sprache, eigene Einkaufsmöglichkeiten, eigene Stadtviertel – man fühlt sich als Einheimischer dort wie in einem fremden Land). Hier entstehen am ehesten Probleme.

Auch der Umgang mit der Zeit ist ein anderer: Zirkuläres Zeitverständnis bedeutet ein an Personen und der Bedürfnissen verankerten Umgang mit der Zeit. Wenn die Oma das Schulkind zum Abschied nochmal in den Arm nehmen möchte, ist das in dem Moment das Wichtigste, dann kommt das Kind eben zur spät zur Schule; Terminabsprachen sind nicht so wichtig. Das, was im Augenblick passiert ist wichtig, nicht der Plan. Wenn man mit jemandem ein Treffen vereinbart, kann es auch sein, dass dieser unangekündigt noch drei andere Personen mitbringt, die gerade in der Gegend waren. Wir leben dagegen in unserer Kultur mit einem linearen Zeitbegriff und vor allem einem daran orientierten Lebensrhythmus: Arbeitsbeginn, Mittagspause, Feierabend und Urlaub sind auf gesellschaftlicher Ebene vereinbart und alle verhalten sich konform.

Nicht nebensächlich ist, dass es im Islam unterschiedliche Glaubensströmungen gibt, die zum Teil schon immer im Konflikt sind. Auf der einen Seite gibt es Muslime, deren Muttersprache arabisch ist und die den Koran direkt verstehen können, auf der anderen Seite gibt es Muslime, die unterschiedliche andere Muttersprachen haben (Dari, Farsi, Pashto etc.). Sie müssen den Koran auf Arabisch lesen, d.h. in einer Sprache, die sie zum Teil auch nicht richtig verstehen. Sie werden von den Arabern als fremd erlebt, wie z.B. die Türken, die zentral afrikanisch stämmigen Muslime oder die indonesischen Muslime. Die Strömungen im Islam sind unterschiedlicher wie die christlichen Kirchen, zum Teil wurden die Konflikte auch über Jahrhunderte kriegerisch gelöst. Das sollten wir bedenken, wenn diese Menschen dann bei uns in gemeinsamen Einrichtungen untergebracht werden. Daneben darf auch nicht vergessen werden, dass es auch arabische Christen gibt, die zu uns als Schutzsuchende gekommen sind, weil sie von Muslimen verfolgt, erniedrigt und geschädigt wurden, und nun mit Arabern, die aber Muslime sind, unter einem Dach leben müssen. Hier gäbe es noch viel zu schreiben, das würde aber den Rahmen sprengen.

Wichtig ist, immer wieder sehr deutlich zu machen, dass wir in unserem Land Gesetze und Regeln des Umgangs haben, die hier gelten und auch durchgesetzt werden (z. B. Gewaltfreiheit) und dass sich das nicht ändern wird. Anpassung ist gefordert. Wir müssen uns dabei auch verdeutlichen, dass der Islam grundsätzlich eine Religion ist, die die Missionierung als Prinzip kennt, anders als etwa das Judentum: »Richtige« Juden können nur Kinder einer jüdischen Mutter sein.

Keinesfalls unterschätzt werden darf das Problem des Analphabetismus. Ein deutlich höherer Anteil als bei uns (Quote unter den Erwachsenen aktuell bei drei bis fünf Prozent) kann nicht einmal in der Muttersprache lesen oder schreiben. Manche Sprachen, wie z. B. Urdu oder kurdische Dialekte, kennen überhaupt keine Schriftform. Lernen die Schutzsuchenden bei uns Deutsch, müssen wir berücksichtigen, dass sie dabei auch Lesen und Schreiben lernen müssen, dies dann aber nicht in ihrer eigenen Sprache können. Bei Asylbewerbern, die nur geduldet werden, gerade wenn eine Rückführung wahrscheinlich ist, sollten wir darauf achten, dass sie nicht nur unsere Sprache lesen, schreiben und sprechen lernen, sondern auch ihre eigene.

Was können wir tun?

Wichtigstes Ziel ist, die belasteten Menschen schnell wieder an den Punkt zu bringen, dass sie sich selbst vegetativ regulieren können (siehe auch S. 62). Das hier beschriebene Vorgehen ist keine »Erfindung«, sondern eher eine Entdeckung: Wir nutzen Regulationsmöglichkeiten und Reflexe unsere Organismus, die nachweißlich Stress vermindern und sich wahrscheinlich auch genau deshalb in der Evolution durchgesetzt haben. Die hier dargestellten Techniken finden sich nicht nur bei anderen Primaten, sondern bei allen Säugetieren wieder und sind möglicherweise noch universaler. Das bleibt jedoch eine Forschungsfrage der Biologie.

Im Kern handelt es sich um einfache Strategien zur Selbstberuhigung, für die als Merkhilfe das Alphabet herangezogen werden kann, dazu später mehr. An den Anfang stelle ich jedoch den Begriff »ZERO«. Das Akronym soll die Assoziation anstoßen zum traurig berühmten »Ground Zero« – die Verbindung zu den Anschlägen am 11.9.2001, die unsere Welt so verändert haben.

»Ground« soll als erstes dazu anregen, die Füße wieder auf den Boden zu bekommen, im wörtlichen wie im übertragenen Sinn. Das erscheint zunächst banal, ist es aber bei Weitem nicht. Es geht dabei nicht um Abstraktes, sondern ganz konkret: »Den Boden zu suchen« – »Grounding« greift nicht im philosophischen Sinn, sondern ganz körperlich in unsere Existenz oder in anderen Worten, in unser biologisches Gleichgewicht, unsere physiologische Homöostase ein.

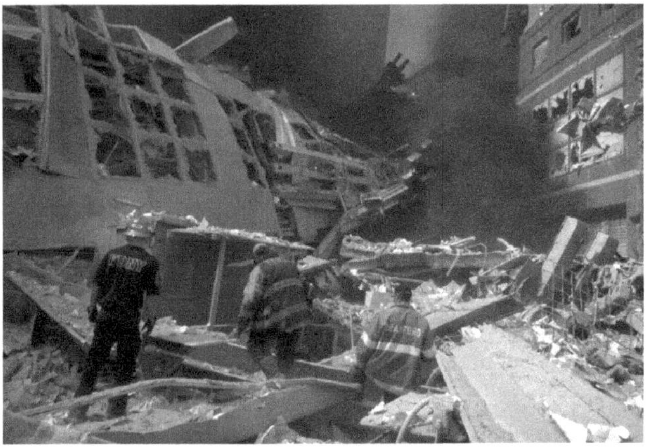

Abbildung 1: Ground Zero

Der psychologische Aspekt ist zweitrangig. Wir verstehen das am besten, wenn wir uns Folgendes klar machen:

Eigentlich sind wir biologisch gesehen, wie schon erwähnt, noch »Steinzeitmenschen«, unsere Reflexe und Selbstregulationsmuster, wie wir sie vor 5.000 Jahren vorgefunden haben, angelegt. Warum? Weil sich diese Welt über 100.000 Jahre nicht entscheidend verändert hatte. Dass wir – die Menschheit – in den letzten 200 Jahren und insbesondere in den letzten beiden Jahrzehnten so rasante Veränderungen mitgemacht haben (Autos, Rolltreppen, Computer, Smartphones), ist biologisch noch nicht angekommen. Vor fünf Jahrtausenden war die Formel ganz einfach: Überleben war immer mit Bewegung verbunden. Wir mussten uns bücken, um Früchte oder Pilze zu sammeln, wir mussten Tiere jagen, uns wehren, oder Hütten und Häuser bauen. Oder auf einen einfachen Nenner gebracht: *Die Idee wurde zum Projekt nur durch die Tat.* Und: Wir sind durch und durch noch körperlich geprägt – auch unsere Sprache und damit parallel unser Denken. Erst erfahren wir uns im Handeln: Wir essen, greifen, krabbeln, gehen, nehmen, tragen etc. Und mit unserer Sprache meine ich nicht nur unsere, sondern alle indogermanischen Sprachen. Egal ob deutsch, englisch oder romanisch. Die Sprachen sind immer nach demselben Muster aufgebaut: Es dominiert ein Wortstamm, der durch Vor- oder Nachsilben ergänzt wird. Spracherwerb im Kindesalter funktioniert einfach gesagt so, dass das für das Leben Essenzielle erst einmal im Vordergrund steht: Ein Kind lernt ganz einfach, wie schon vorher im Abschnitt angedeutet: ich nehme, ich gebe, ich stehe ... und zwar – manchmal leidvoll – zunächst körperlich. Der Begriff, mit dem sein Handeln von denen, die ihm die Sprache vermitteln, bezeichnet wird, hat für das Kleinkind eine spürbare Bedeutung, die immer auch mit Muskelaktivierung verbunden ist. »Stehe, Falle« das ganze wird dann später mit abstrakten Bedeutungen verbunden, und zwar über die Vorsilben: Aus dem »stehen« wird in der weiteren Entwicklung: Ab-stehen, be-stehen, ent-stehen, ge-stehen, ver-stehen, vorstehen, zu-stehen ... oder ab-nehmen, be-nehmen, ge-nehm, ver-nehmen, vor-nehmen, zu-nehmen usw.

Und bei jedem Wort wird unbewusst auch die entsprechende benötigte Muskulatur zumindest vorgespannt – auch wenn wir in abstrakten Zusammenhängen denken. Deshalb können uns rein virtuelle Themen oder Vorstellungen ebenso be-lasten wie reale. Wir handeln – mehr oder weniger – es wird ja nicht jeder Mensch zum psychosomatischen Patienten – zunächst mal immer auch probeweise mental. Denken Sie z. B. an die Bewegungen oder das Sprechen im Schlaf während des Träumens. Schauen Sie sich einmal eine Seite einer Tageszeitung an, wie viele Worte mit Körper-Bezug finden Sie? Überzeugt?

Wer sich im Leben Belastungen stellen muss, braucht also einen sicheren Stand – und der körperliche Vorgang wird dann auch auf das seelische Erleben eine Wirkung haben.

»Ground« ist die Metapher für »Finde den Boden unter deinen Füßen wieder«, Stehst du sicher? Schaffe dir eine unmittelbare Grundlage, um weiterleben zu können.

»Zero« steht dann ganz simpel für: *Z*unächst *E*ntspannen, sich *R*egulieren, *O*rdnen. Mit dem »Regulieren« meine ich die basalen Körperfunktionen, das Ordnen betrifft dann auch schon die näheren und weiteren Umstände, bis hin in Richtung »Salutogenese«, die wir noch kennenlernen werden.

Das Hauptproblem bei diesem Konzept, das wahrscheinlich die 90% der Menschen intuitiv nutzen, ist, dass es so einfach ist, dass man es kaum glauben mag. Und das macht das Verbreiten auch wieder so schwer. Dabei ist es im wahrsten Sinne des Wortes eine Art *»Erste-Hilfe-Kurs für die Seele«*. Zusätzlich kann es noch indirekt wirken, quasi ohne Zutun von einem Menschen zum nächsten »überspringen«, und das ist das Fantastische dabei, dass man sich dessen nicht einmal bewusst sein muss.

Was können wir tun? Es ist sehr einfach, wir müssen nur die richtigen Schritte gehen. Was ist also an dem »Kriegsschauplatz Gehirn« zu tun? Das, was wir auch in der Realität zu tun haben: aufräumen, die Trümmer beseitigen, die Geschichte noch einmal durchdenken, verstehen, daraus lernen und dann mit dem Leben weitermachen.

Und jetzt zum eigentlichen Alphabet der Selbstregulation.

Ein »Erste-Hilfe-Kurs« für die Seele

Menschen greifen – gerade in der Not – idealer Weise auf eine Ordnungsmatrix, die sie vorher angelegt haben, zurück. Dabei bieten sich mnemotechnisch fest verankerte »Gedankenbrücken«, wie Zahlenreihen, das Alphabet oder Sprichwörter an. Hier finden Sie das A für Atmen, B für Bewegung, das C für eine ganze Gruppe von Selbst-Beruhigungs/-steuerungstechniken (»Chanting« für Singen, das unser Entschleunigtes Atmen und Bewegen schon integriert, aber auch »cognition«, Kognitionen – Gedanken kontrollieren (»control«), ändern »change«, sich körperlich und auf der Sinnesebene wieder koordinieren (»coordinate«), sich letztlich auch wieder besser konzentrieren zu können (»concentrate«) und in das Ganze in einen verbesserten Kohärenzsinn hinein zu entwickeln (»sense of coherence« – mehr dazu auf S. 113). D steht für »Dokumentieren«, das kann eine inneres Wahrnehmen und festhalten sein, ein sich beobachten über die Zeit mithilfe eines Tagebuchs oder Kalenders, oder die Zeugenschaft von außen, um bei Bedarf ein bewusstes Rekapitulieren zu ermöglichen. E steht für das Klären und Zulassen der Emotionen und F letztlich für »Funktionelle Entspannung«, die mehr als eine Technik, sondern eine Methode ist, die viele der vorangegangenen Buchstaben zugeordneten, leicht selbst anwendbaren Interventionen integriert. Es handelt sich um ein gestuftes, hinsichtlich der einzelnen Elemente wissenschaftlich überprüftes System von Interventionen, vom Einfachen zum Komplexeren, das wir Schritt für Schritt einsetzen können: Funktioniert das Einfache, können wir uns in der Situation damit stabilisieren, ist alles gut. Reicht das nicht, können wir einen Schritt weiter gehen. Überfordert uns das, geht es wieder einen Schritt zurück, eventuell auch zwei oder mehrere, und so können wir uns praktisch immer an diesen fünf Buchstaben »entlang hangeln«.

A wie Atemtechnik

Der gemeinsame Nenner praktisch aller Entspannungsmethoden vom Autogenen Training bis zur ZEN-Meditation, die auf der Welt seit tausenden Jahren eingesetzt werden, ist das ruhige Atmen. Oft wird die Atemtechnik auch einfach intuitiv angewandt.

Wir nennen diese Atem-Technik: *Entschleunigtes Atmen*. Sechs Sekunden Ausatmen, vier Sekunden Einatmen, das aber nicht nur zehn Atemzüge lang, sondern wenigstens fünf Minuten. Viele Studien belegen das (Loew, 2017). Warum passiv »Entschleunig*tes* Atmen« und nicht »Entschleunigen*des*« Atmen? Weil es auch funktioniert, wenn der Mensch nicht bei Bewusstsein ist, also passiv entschleunigt wird, z. B. wenn das Beatmungsgerät auf den langsamen Rhythmus eingestellt wird. Wozu führt dieser langsame Atemrhythmus?

Auf diese Weise wird in den funktionellen Neurosystemen, die überwiegend in der Formatio Reticularis orga-

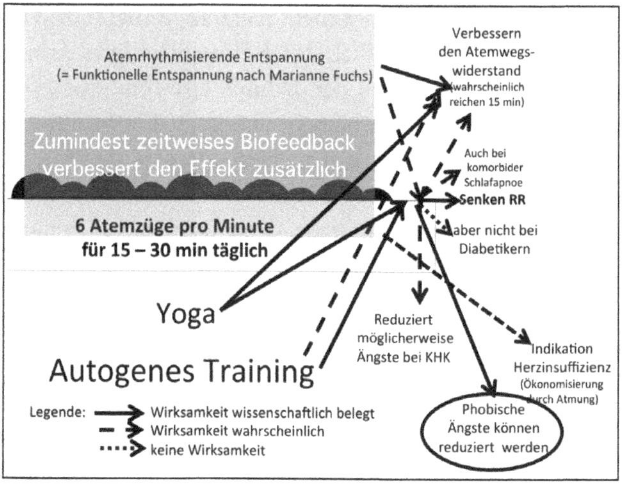

Abbildung 2: Bedeutung der Atmung in verschiedenen Entspannungsmethoden

nisiert sind, bei fast allen Menschen quasi ein »Schalter« umgelegt, der den Körper in den trophotropen Modus »zwingt«. Zur Erinnerung: In dem trophotropen Modus schalten wir am häufigsten im Schlaf. Er lässt sich am besten umschreiben mit dem »Anwerfen« der Organfunktionen, die für das molekulare Aufschließen der Nahrung, die Einspeicherung und Bereitstellung der Energiereserven und der Zellreparation notwendig sind. »Pause« ist also im eigentlichen Sinn kein »Ab-Schalten«, sondern ein »sich auf das Wesentliche« zum Erhalt der Überlebensfähigkeit im Inneren des Körpers zu konzentrieren. Wir schaffen so z. B. eine bessere Ausgangssituation für unser Herz. Durch den einfachen Trick »langsamer Atmen« signalisieren wir dem Körper, es ist jetzt keine Stresssituation, du kannst auf Energiebereitstellung umschalten, wie viele Untersuchungen, die den Zusammenhang zwischen Herzratenvariabilitätsverbesserung, die nachweislich durch Entschleunigtes Atmen erzielt werden kann und der dadurch erreichten parasympathischen Aktivierung belegen (Loew, 2017) Im Prinzip erreichen wir das auch, aber nicht so intensiv, durch Kaugummikauen. Unser vegetatives Nervensystem hat dabei den Eindruck, wir essen gerade, dann kann alles auch nicht so schlimm sein. Also, Kaugummikauen entspannt, aber gleichzeitig nimmt auch die Konzentration ab, denn wir sind ja logischerweise dann im trophotropen Modus. Besser ist entschleunigtes Atmen.

Wer mehr über die Hintergründe dieser Atmung wissen möchte, sei auf das Atem-Brevier – langsamer atmen, besser leben – verwiesen, das ebenfalls bald erscheint.

B wie Bewegen

Sich selbst regulieren durch Bewegen und zwar insbesondere mental, ist das zweite Element unseres Erste-Hilfe-Kurses für die Seele. Jeder hat diese Erfahrung schon gemacht. Nur eine Viertelstunde spazieren gehen, und schon wird die Stimmung besser. Aber manchmal geben das die äußeren Umstände nicht her. Es gibt jedoch auch eine andere Möglichkeit, sich in Bewegung zu setzen. Auch hier gibt es eine Jahrtausende alte Tradition um den Globus herum: Chi Gong, Gymnastik, Yoga. Vom Zeiteinsatz vergleichbar, meistens mit ähnlichen Bewegungsmustern. In der deutschen Tradition findet sich das Schunkeln. Zum Beispiel im Karneval oder bei Weinfesten, das sicherlich auch zur Steigerung der guten Laune beiträgt, nicht als Folge, sondern als Ursache.

Auch hier gibt es einen kleinsten gemeinsamen Nenner: Unter dem Namen, den wir 2006 dafür gewählt haben und der wie das englische Wort für sicher, »sure«, nicht wie ein Vers des Korans ausgesprochen wird: SURE (Short Somatic Universal Regulative Exercise) ist es noch nicht so bekannt, wohl aber sind es die Bewegungen, die dafür nötig sind:

Das »sich wiegen« geht im Sitzen oder Stehen. Man kann nicht nur von links nach rechts oder von vorne nach hinten, über die Sitzbeinhöcker mit einem Pendelausschlag von 10–20 cm im Zwei-Sekunden-Takt leicht schwingen, sondern im Stehen auch auf den Fußballen, um sich in letztlich in einen leichte Trance zu versetzen und sich in den Zustand der Entspannung zu bringen. Meistens reichen zwei bis drei Minuten Pendeln aus dem Unterkörper aus. Hinsichtlich der Gedanken, die man sich dabei machen sollte, gibt es nur die Aufforderung, die Gedanken einfach ziehen zu lassen und sich nicht auf das Denken, sondern auf die Bewegungen zu konzentrieren. Erfahrungsgemäß können wenigstens sechs von zehn Menschen sofort mit der Methode etwas anfangen; viele Menschen haben diesen Zugang zur einfachen Entspannung sowieso für sich spontan entdeckt. Ein Paradebeispiel für diese Art des sich selbst Beruhigens war Franz Josef Strauß, ein ehemaliger bayrischer Ministerpräsident, der – sicher unbewusst – diese Technik während seiner Reden eingesetzt hat. Und wenn man die Amtseinführung des 45. US-amerikanischen Präsidenten studiert, kann man entdecken, dass Trump – sehr wahrscheinlich unbewusst – auch diese Technik einsetzte, genauso wie sein Sohn, den man dabei auch gut beobachten konnte.

Auch bei Spitzensportlern kann man SURE entdecken – wobei noch zu zeigen wäre, ob es physiologisch überwiegend das »Muskelausschütteln«, das Muskeln-warm-Halten, die

Entspannung, sprich Reduktion der Aufregung, oder das Fokussieren der Aufmerksamkeit, das Konzentrieren unterstützt. Während des 100-Meter-Sprintfinales der Olympiade in Brasilien 2016 haben sich praktisch alle Läuferinnen dieser Technik in der unmittelbaren Phase vor dem Start bedient. Ein YouTube-Film zeigt die erwähnten Beispiele: Beten an der Klagemauer in Jerusalem, Lerntechnik in der Koranschule, Schunkeln auf dem fränkischen Fasching, Selbstberuhigung vor dem Olympiafinale und die Beispiele aus der Amtseinführung.

In der Zusammenschau ist jetzt gut zu verstehen, warum wir Tanzen gehen, und warum Schaukelstühle oder die Hollywoodschaukel in unserem Kulturraum erfunden wurde, warum Menschen auch heute noch gerne zur Entspannung reiten – unabhängig davon, was der Kontakt mit Pferden psychologisch auslöst, sich auf der Luftmatratze von den Wellen schaukeln lassen oder in Freizeitparks gerne Fahrgeschäfte nutzen, auch wenn diese nur leichte Auf-und-ab-Bewegungen machen (Disneyland).

Jeder Mensch versteht das Prinzip nach wenigen Augenblicken sofort; es ist auch leicht zu vermitteln, wenn die

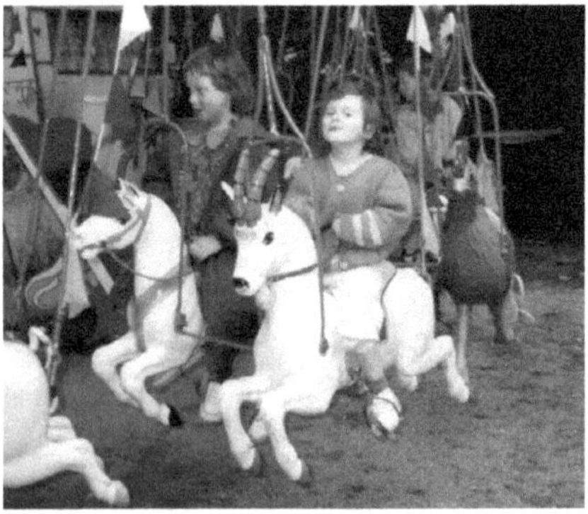

Abbildung 3: Kinder beim Karussellfahren

sprachliche Verständigung nicht funktioniert (beispielsweise, weil nicht die gleiche Sprache gesprochen wird oder die Geräuschkulisse es nicht erlaubt). Das Prinzip des anhaltenden, unbewussten »Sich-Spiegelns« habe ich bereits erklärt. Hierfür nutzen wir die funktionellen Neurosysteme in der Insula, um Mimik und Gestik von Menschen, mit denen wir zu tun bekommen, zu verstehen.

Wir können diesen Zugangsweg zur Seele eines oder mehrerer Menschen nutzen, um im Gegenüber, also bei anderen, tatsächlich eine seelische Entlastung zu erreichen, wenn wir uns selbst entspannen. Das funktioniert nicht nur zwischen Erwachsenen: Das entspannte Baby entspannt den beobachtenden Erwachsenen, oder einfacher: Gähnen ist ansteckend. Genauso wie auch das Beobachten einer entspannten Katze oder eines entspannten Hundes Entspannung bewirkt.

Entspannung wird authentisch vermittelt; eine Person, die selbst angespannt ist, kann keine Entspannung vermitteln und man kann sie nicht befehlen (»Entspannen Sie sich jetzt!!!«). Wenn Sie in einer stressigen Situation beginnen, die Aufmerksamkeit durch den Einsatz kleiner Bewegungen auf die Körperselbstwahrnehmung zu lenken, wie bei der Funktionellen Entspannung (FE) beschrieben (S. 110). So kann man sich mittels der beschriebenen Basistechniken A und B zu entspannen oder in der weiterentwickelten Form der FE, auf der körperlichen Ebene bewusster wahrzunehmen. Sie werden schnell erleben, dass andere anwesende Personen diese kleinen Bewegungsimpulse oder Ihren Atemrhythmus, der sich dabei ja zwangsläufig beruhigt, unbewusst imitieren.

C wie »Collection«

»Collection«(zu Deutsch »Sammlung«, Kollektion) fasst vieles zusammen, was uns sowohl in unmittelbaren Stresssituationen als auch hinsichtlich des Ausgangs der Situation strategisch weiterbringen kann. Die Alliteration ist hier vornehmlich nur als Merkhilfen gedacht und sicher nicht vollständig.

Was findet sich alles in der »Kollektion«? Ich beschränke mich hier auf 14 Cs (Merkhilfe: Wer kennt das Gebet »Abends wenn ich schlafen geh', 14 Englein bei mir stehn ...«), die aus meiner Sicht in einem sinnvollen Zusammenhang stehen. Da »C« im Englischen ein sehr häufiger Anfangsbuchstabe ist, kämen natürlich auch weitere in Betracht, wie Keep »cool«, gelassen sein, aber einfach in den »Chill Out« Modus zu wechseln, erscheint mir in gefährlichen Situationen nicht angebracht. Die Tabelle zeigt sie in der Übersicht.

Gehen wir es einmal durch:

1. C wie »Collection« für die Zusammenstellung wirksamer Interventionen oder »Sammlung« im Sinne von Zusammensein mit anderen Menschen, die Sicherheit und Selbstwert vermitteln.

2. C wie »Chanting«: Beim Singen (das bedeutet das Wort im eigentlichen Sinn) in der Gruppe ist das A, B und C des Erste-Hilfe-Kurses für die Seele de facto integriert. Sie werden nicht überrascht sein, wenn ich Ihnen mitteile, dass das mit religiösen Liedern am besten funktioniert. Aber nicht unbedingt nur wegen der Inhalte. Das Entschleunigte Atmen ist oft in der der Melodieführung »versteckt«, das körperliche sich Wiegen oder Schwingen, also die Bewegung, stellt sich durch den Rhythmus praktisch zwangsläufig ein. Wunderbar funktioniert das mit Kindern, oder auch in

14 Cs: Kognitive und kommunikative Strategien, um Belastung zu reduzieren: Ein »Erste-Hilfe«-Modul		
1	Collection	Strategien »sammeln«
2	Chanting	Singen
3	Calm down	sich mit den Interventionen aus A und B selbst beruhigen
4	Cognition	Sich die eigenen Gedanken vornehmen
5	Check	Sich zunächst bewusst machen, welche Gedanken überhaupt da sind, einordnen und bewerten.
6	Concentrate	Versuchen, sich auf das Wesentliche zu konzentrieren
7	Control	Versuchen, sich die Situation zumindest im Bereich der eigenen »Komfort-Zone« möglichst angenehm zu gestalten und die unmittelbare Situation kontrollieren
8	Contain	und/oder: Die belastenden Gedanken verdrängen, aber nicht löschen, z. B. sich verschiedene weitere Aspekte der Situation einprägen, beteiligte Personen, Ort etc.
9	Communicate	Sich entlasten durch ein sich mitteilen
10	Coordinate	Sich körperlich koordinieren (»Sind noch alle Gliedmaßen dran?«). Kann ich mich bewegen?«
11	Chance	Wo sind Spielräume?
12	Change	Die Situation aktiv ändern.
13	Coaching	sich unmittelbar unterstützen lassen oder die Situation im Nachhinein analysieren
14	Couch	Eine Entlastung realisieren, z. B. durch Pause; Psychotherapie machen

großen Gruppen, wie auch in Konzerten mit tausenden von Zuhörern beobachtet werden kann, oder auch in Stadien, wenn wir die Fan-Gesänge genauer analysieren würden.

C 3–7: Am Anfang steht natürlich das Motto »Calm down«, »Beruhige dich«, (3) am besten mit den bisher erarbeiteten, einfachen Strategien »Entschleunigte Atmung« und »SURE«, aber *jetzt* unter Heranziehen mindestens einer weiteren Intervention. Die kognitive Psychotherapie, eine Methode in der Verhaltenstherapie, die die Möglichkeit des »Umdenkens« systematisch nutzt, könnte hier in kleinen, verdaulichen »Häppchen«, sozusagen ausschnitts- oder ansatzweise zum Einsatz kommen als:

»Cognition« (4): »Gedanken« – wird das Denken, bewusst, wird es damit schon kontrollierbarer. Viele Menschen machen das ganz automatisch. Die Geschichte liefert uns eine Vielzahl von Sätzen, die uns in solchen Situationen zur Verfügung stehen können, um uns zu stabilisieren und zu motivieren, die Situation zu bewältigen:

- »Ich schaffe das!«
- »Nur nicht aufgeben«, besser noch: »Ich gebe nicht auf.«
- »Yes, we can!«
- »Hilf dir selbst, dann hilft dir Gott.«
- Nur die Ruhe ...
- Einatmen – ausatmen
- Rückwärts rechnen (von 1.000 erst 1 abziehen, vom Ergebnis dann 2 abziehen, vom neuen Ergebnis 3 abziehen, vom neuen Ergebnis 4 usw., das ganze vielleicht auch in einer Fremdsprache gedacht, die man mal gelernt hat)
- Gebete oder Gedichte, die man (hoffentlich) mal gelernt hat, aufsagen

»Check« (5) soll uns helfen unsere Aufmerksamkeit zu aktivieren und gerichtet einzusetzen. Dafür benötigen wir einen möglichst klaren Kopf.

»Concentrate« (6): Nach dem Aufmerken ist jetzt das Konzentrieren dran. Wer kennt sie nicht, die Aufforderung aus der Kinderzeit »Jetzt konzentrier dich!« Aber wie? Es scheint Menschen zu geben, die das »einfach so« können. Was sollen dann die anderen tun? Konzentrieren hat schon im Wort einen aktiven Anteil und einen reflexiven: »sich konzentrieren« – Wir konzentrieren uns auf ...

Warum nicht einfach körperlich, etwa durch kleine Bewegungen wie in der Funktionellen Entspannung, die später etwas näher erläutert wird (siehe S. 110)? Von der Aufmerksamkeit auf die Bewegungen des Körpers durch bewusstes Bewegen, ganz im Gegensatz zu SURE, bei dem die Bewegungen intuitiv, unwillkürlich, nur durch den unspezifischen Impuls, jetzt pendeln zu wollen, eingeleitet werden, können wir in einem zweiten Schritt versuchen, die Aufmerksamkeit auf unsere Gedanken zu richten, etwa wie benenne ich das, was ich gerade bei der Bewegung wahrnehme, und zwar so präzise wie möglich. Dann kann ich sozusagen in den »Kopf« wechseln, vielleicht über eine assoziative Brücke, ein naheliegendes Wort, um dann bei einem Satz zu landen, der mir im Leben schon begegnet ist, und mit dem ich etwas verbinde, etwa ausgehend von den Sätzen von S. 99, um sich dann in einem weiteren Schritt im Stile einer gedanklichen Stoffsammlung dem zu lösenden Problem zu widmen. Das Angenehme bei diesem Prozess ist, dass ich jederzeit einfach wieder einen Schritt zurückgehen kann, mich sammeln, vielleicht innerlich ein Liedchen summen, um dann nach wenigen Sekunden einen zweiten Anlauf zu tätigen.

Es ist in einem lebensentscheidenden Moment von Vorteil, wenn man sich konzentrieren kann, oder eben den Körper verwenden.

»Contain« – »Aufbewahren« (C 8) Biologisch gesehen hat der Mensch für existenzielle Notsituationen oder auch einfach nur zur Entlastung eine besondere Fähigkeit zur Verfügung, die des In-Trance-Gehens. In der Alltagssprache sagen wir auch Tagträumen dazu. Wir können uns Bilder aus der Erinnerung herholen und gleichzeitig aber auch die Gegenwart wahrnehmen. Wir überschreiben praktisch den aktuellen Eindruck. In der Regel werden Tagträume durch Gefühle ausgelöst (= getriggert). Man könnte auch sagen, je mehr Emotion im Spiel ist, desto intensiver sind die Trugbilder. Das kann bis zum Wahn gehen (siehe auch S. 61). Wir reduzieren die akute Aufmerksamkeit auf das subjektiv-individuell Wesentliche und das kann, muss aber nicht, in der Realität verortet sein, oder aber eben genau nicht, sondern dann in einer Imagination, selbst generiert oder gespeist aus einer Erinnerung. Daneben können manche Menschen aus der Not heraus zum Selbstschutz auch Sinneskanäle richtig »abschalten«. Dieses Phänomen wird als Dissoziation bezeichnet, das Verharren in dem Zustand als dissoziatives Syndrom. Bitte machen Sie sich deutlich, dass diese »Notabschaltung« in einer schwer belastenden Situation eine kreative, sinnvolle biologische Lösung darstellt. Erst ein das eigene Leben beeinträchtigende Verharren in dem Zustand oder das davon plötzlich überfallen werden, wie bei es bei Traumafolgestörungen vorkommen kann, macht es zum Problem. Nicht jeder kann »gleich gut« auf diese Reaktionsweise zugreifen, vergleichbar mit Begabungen im Sinne von sportlicher Geschicklichkeit oder Musikalität. Da ist auch nicht jeder gleich begabt. Ich vergleiche es immer gerne mit der Fähigkeit des Apnoetauchens. Den Luftholreflex willentlich zu unterdrücken, ist eine seltene Fähigkeit, die aber auch bis zu einem gewissen Maße trainiert werden kann. Zurück zum Containing: Das heißt aber nicht, dass die Sinneseindrücke, die nicht in der bewussten Wahrnehmung sind, nicht im Gedächtnis abgespeichert werden. Die Strategie ist – wie bei der Meditation – ein absichtsloses Zuhören, aufnehmen, ohne zu werten, so wie sich die Realität in dem Moment ergibt. Um vielleicht später auf das Erlebt oder die Erfahrung wieder bewusst zurückgreifen zu können, um diesen Lebensabschnitt nachträglich einen Sinn geben zu können, um Kohärenz zu ermöglichen (siehe auch S. 113, sense of coherence, etwa im Sinne von »Alles Schlechte beinhaltet auch immer etwas Gutes«).

»Communicate« (C 9) steht für Kommunizieren, am Besten in der realen Situation, wenn eine andere Person dabei ist, auf die man sich verlassen kann. Gibt es einen »comes«, lateinisch für Begleiter, den oder die Sie ansprechen können? Das Stichwort soll jedoch auch über die unmittelbare Situation hinaus führen. Gibt es jemand erreichbaren in Ihren sozialen Netzwerken? Aber merke: auch Beziehungen müssen erst einmal aufgebaut werden, Bindungen müssen sich entwickeln (*Zusammen ist man weniger allein*, lautet ein schöner Roman- und Filmtitel).

Alternativ steht auch die Kommunikation nach innen zur Verfügung – ein Gesprächspartner an den man sich erinnert. Personen, die einem im Leben wichtig waren oder auch mit einem Fantasiewesen, mit dem man sich vielleicht schon früher einmal beschäftigt hat, z. B. im Kontext von Imaginationsübungen, etwa bei der Oberstufe des Autogenen Trainings. In der traditionellen Psychotherapie hat es dafür eine eigene Schule gegeben, das katathyme Bilderleben. Ziel ist es bei diesen schon vor mindestens einem halben Jahrhundert beschriebenen Techniken, die jedoch vom Prinzip her wahrscheinlich schon so alt sind wie die Menschheit, sich ganz konkret, eventuell auch in der Form eines gemalten Bildes einen »Kraft«-Ort oder »sicheren Ort« zu entwickeln, den – wichtig! – niemand sonst auf der Welt kennt, an dem man ganz alleine ist – oder ein »Kraft-Tier«, einen Helfer, also eine wohlwollende, vielleicht mächtige Person, mit der man in dieser Situation in einen fiktiven Austausch treten kann; das könnte auch der »Liebe Gott« sein. Auch hier sind die Begabungen breit gestreut: Es gibt Menschen, die über ein sogenanntes fotografisches Gedächtnis verfügen, sich also Bilder, Landkarten, Gesichter, Situationen sehr genau vorstellen und im Detail abrufen können.

Die Entdeckung dieser Phänomene durch den Menschen und der systematische weitere Einsatz könnte die Geburtsstunde religiöser Riten sein (Psalmen, Gebete, Bildtafeln, Abbildungen von Heiligen, die klassische bedrohliche Situationen des Altertums bzw. des Mittelalters, aber auch der jüngsten Vergangenheit überstehen). In den katholischen Heiligengeschichten finden sich viele Ereignisse, die wir auch unter den auf S. 47 gelisteten Traumata subsummieren könnten. Derjenige, der sich mit der Geschichte beschäftigt, identifiziert sich unbewusst oder auch gewollt mit der hervorgehobenen Person, beispielsweise dem Märtyrer und damit auch mit dem guten Ausgang der Geschichte, denn der Heilige, kann unmenschliches erdulden, erlebt ein Wunder oder kommt ins Paradies. Im Prinzip könnte man dies durchaus auch als eine sehr frühe Form von präventiver Traumatherapie deuten.

»Coordinate!«, C 10: Sich bewusst auf Bewegungen konzentrieren (siehe Buchstabe B), also diese koordinieren, geht immer, auch dann, wenn gar nichts mehr geht. Wie wir schon gelernt haben: »Leben ist Bewegung«, d.h., wir brauchen unsere Hände, Füße, müssen vielleicht die »Beine in die Hand nehmen«, alles geben. Das funktioniert koordiniert besser. Die funktionelle Entspannung ist dafür meine Methode der Wahl. »Coordinate« ist jedoch auch die Aufforderung, die nun unmittelbar zu bewältigende Aufgabe in den Fokus zu nehmen, sich rational zu überlegen, was wie nötig ist, um bestehen zu können, und sich entsprechend »aufzustellen« – auch mental. »Coordinate bezieht sich daneben aber auch auf den vertikalen Zeitstrahl. Damit ist gemeint: Welche Konsequenz hat mein Handeln in der Zukunft? Wieder hilft uns ein alter lateinischer Spruch: »Respice finem!«, bedenke das Ende, und zwar nicht nur bezogen auf die nächsten Minuten, Stunden oder Tage, sondern schauen Sie im Geiste aus der Perspektive drei Jahre in die Zukunft gedacht zurück. Wie würden Sie die Situation aus einem gehörigen Abstand betrachten? Würden Sie wieder dieselbe Entscheidung treffen? »Rückzug ist auch ein Mittel des Krieges« ist ein Satz, der Napoleon Bonaparte zugesprochen wird. Ein Handeln, das dieser Vorgabe folgt, kann im Leben einiges an Konfrontation (wieder ein englisches Wort mit C: »confrontation«) ersparen.

»Chance«, C 11: »Du hast keine Chance, nutze Sie!« ist ein weiterer geläufiger Spruch. Sind die Schritte C 1 bis C 10 durchlaufen, macht es Sinn, zu überprüfen, was Sie ohne Steigerung der Gefährlichkeit der Situation tun können, um sich aus der Gefahrenzone zu bringen. Standen irrationale Gedanken im Weg, gibt es Handlungsoptionen? Ja?

»Change«, C 12: Jetzt ist die Zeit da, beherzt etwas zu verändern, jedoch ohne die vorherigen Cs aus dem Blick zu verlieren.

»Coaching«, C 13: Am sinnvollsten ist es in der Regel,

das Rad nicht neu zu erfinden, sondern auf Durchdachtes zurückzugreifen und sich einweisen zu lassen. »Copy – paste« ist eine urmenschliche Fähigkeit, letztlich, finde ich, die Urformel unserer Zivilisation – und schon wieder haben wir ein C. Kopieren heißt, auch Lernen am Modell, Bewährtes einfach wiederholen, aus dem Hut zu zaubern, beinhaltet aber auch die Verführung, die Situation zu wenig zu überdenken. Deswegen haben die Kölschen Gebote im Leben oft Ihre Gültigkeit (Cologne, nächstes C, in Assoziation zum Karneval (wieder ursprünglich ein C) wären wir dann bei »comis« lat., dem Humor, eine in manchen Situationen sicher sinnvolle weitere Bewältigungsmöglichkeit), in der Gefahr erscheinen Sie mir aber zu sehr: »Copy – paste«. Zurück zum Coaching. Deshalb werden die etwas komplexeren Entspannungsmethoden auch in Gruppen gelehrt, etwa das Autogene Training oder die Funktionelle Entspannung (Links am Ende des Buches). Coaching beinhaltet immer auch die Möglichkeit, durch die Augen einer anderen Person auf die eigene Situation zu schauen. Das Bild »Coach« – Kutscher beinhaltet auch Assoziationen wie: Es ist mindestens ein Pferd nötig und ein Wagen, der Kutscher fährt (mit), aber der Passagier gibt das Ziel vor, bzw. wählt seine, für ihn richtige Kutsche.

»Couch«, C 14: könnte aber auch eine Erinnerungshilfe dafür sein, dass wir nach Belastungen regelmäßig Phasen der Entlastung brauchen. Die Couch ist aber auch ein Symbol für Psychotherapie (wobei die klassische Psychoanalyse – die mit der Couch – nicht die einzige zur Verfügung stehende Methode ist), falls die Symptome sich nicht von selbst – wie wir nun besser wissen, durch uns selbst zurückbilden. Fragen Sie bei Bedarf Ihren Arzt oder psychologischen Psychotherapeuten, womit wir wieder bei dem »communicate« wären und der »cognition« – für die Kognition, die Gedanken, oder sich erinnern.

Außerhalb der unmittelbaren Gefahrensituation können natürlich auch Strategien entwickelt, gepflegt, trainiert werden, die in Krisen nützlich sein können Die alte Weisheit »Spare in der Zeit, dann hast du in der Not« würde zu »Übe in der Zeit, dann ...«. Wie? Indem man sich konkret mit Techniken der Selbstregulation beschäftigt (was Sie ja gerade tun), diese im Alltag so oft wie möglich trainiert (z. B. Autogenes Training), die beschriebenen Abläufe auch bei banaleren Problemen einübt, z. B. die hier aufgeführten »C«s für sich immer wieder durchdekliniert.

D wie Dokumentieren, E wie Erinnern oder Emotionen

Die Bedeutung der Er-Innerungs-Funktion und die Rolle des Gedächtnisses haben wir schon kennengelernt. Das Wieder-Durchdenken von Leiden, das sich identifizieren mit verschiedenen Rollen und Beteiligten – die »Wiederaufbereitung« (engl. reprocessing), ist ein weiterer wichtiger Schritt auf dem Weg der Bewältigung, allerdings keine Notfallmaßnahme. In den Geschichten, die in den Religionen eine Bedeutung haben und immer und immer wieder erzählt werden, zur Identifikation einladen, in denen aber auch die Rolle der Zeugenschaft eingeübt wird, entdecken wir eine – nicht überraschende – in entwickelte Rituale eingebettete Form prophylaktischer indirekter Traumatherapie.

Weit verbreitet war lange das (Tot)-Schweigen mit allen Konsequenzen (Gewissensbisse, Verbitterung, Vereinsamung), weniger verbreitet ist das Erzählen, lange Zeit gesellschaftlich toleriert nur bei den Opfern, den Holocaust-Überlebenden, dann von den Vertriebenen, oder über die Flucht, unter ehemaligen Leidensgenossen, in den Landsmannschaften, dann im geschützten, familiären Rahmen, und nun zunehmend von Zeitzeugen, etwa in Schulklassen, persönlich oder auch in Schriftform. In vielen Senioreneinrichtungen gibt es mittlerweile auch Erzählkreise, wird Biografie-Arbeit gemacht und damit auch eine Art von Traumabewältigung bei oft ein Leben lang nicht diagnostizierten Traumafolgestörungen. Im Anhang finden sich einige Literaturempfehlungen, die solche Geschichten beinhalten (siehe Literaturhinweise). In dieser Hinsicht ist auch die Begutachtung, wie Sie sie in Form und Inhalt im ersten Teil des Buches kennengelernt haben, eine gewisse Bewältigungshilfe und nicht nur belastend. Während meines beruflichen Wirkens habe ich etwa 7.000 Lebensgeschichten ausführlicher kennen lernen dürfen. Es gab keine, bei der nicht eine zumindest subjektive traumatische Episode eine Bedeutung hatte und es gab am Ende niemanden, der es, auch wenn es anfänglich nicht selten durchaus schwer fiel, langfristig als nicht entlastend erlebt hätte, die eigene Geschichte zu erzählen und erlittenes Unrecht zu teilen. Vielleicht auch, um andere zu ermuntern, zu warnen oder dem Schlimmen für die Zukunft vorzubeugen.

Wir verlassen nun langsam die Ebene des »Erste-Hilfe-Kurses« für die Seele und bewegen uns aus dem Bereich der Selbst-Stabilisierung oder -Heilung in den Bereich der eigentlichen Behandlung und sind damit beim Kern von erfolgreichen Trauma-Therapiekonzepten angekommen. Diese integrieren Stabilisierungstechniken und den gerade beschriebenen Vorgang des re-processing. Kinder würden die Therapeuten die belastenden Situationen nachspielen oder malen lassen.

Die Funktion der Psychotherapeuten in diesem Prozess ist es, auf den Ablauf und ausreichende Selbststabilisierungsfähigkeiten des Patienten zu achten, diese eventuell zu schulen. Nach den belastenden Erzählphasen, die für das »Wiederaufbereiten« nötig sind, wirken sie mit dem Patienten auf die Rückbildung der Erregung durch die erwähnten Selbstregulationstechniken hin. Sie dokumentieren den gesamten Prozess und vor allem regulieren sie sich auch immer wieder selbst, um als entspanntes Vorbild zu wirken, das nicht auf sich bezogen »relaxed« oder »gechilled« ist, sondern empathisch zuhört.

Auch das manuelle Verarbeiten der Erinnerungen beim Spielen oder Malen ist ganz besonders hilfreich. Denn so kann man im Tun Schritt für Schritt aufbereiten. Mit der vollen Kontrolle und unter Einbeziehen der Gefühle wird das Erlebte ganz anders im Gedächtnis verankert. Die Menschen sind praktisch die einzigen Lebewesen, die so etwas können: Beobachtungen in Bilder zu übersetzen und diese so anderen quasi virtuell zugänglich zu machen, ist die größte Kulturfertigkeit, die wir neben der Sprache entwickelt haben. Hier könnte der Psychotherapeut bei der Affektdifferenzierung helfen. Aus Furcht wird Wut, aus der Wut entwickeln sich in der Fantasie neue Lösungen und die Chance auf ein besseres Leben ohne die Belastungen.

Dass diese Arbeit funktioniert, können wir auch durch physiologische Messungen belegen und wissenschaftlich untersuchen, z. B. wie die belastenden Erinnerungen kreislaufwirksam sind (Blutdruck, Herzrhythmus) oder den Hautwiderstand messen und damit zeigen, dass auch die Entlastungstechniken wie die Atmung und die Bewegung tatsächlich funktionieren.

FE wie Funktionelle Entspannung

Kommen wir zurück zum körperleichen Erleben: Um die Effekte des Entschleunigten Atmens zu spüren, müssten wir wenigstens zwei bis drei Minuten durchhalten, nachhaltige Wirkung zeigt sich individuell nach fünf bis längstens 15 Minuten. Auch SURE wirkt praktisch ab der ersten Minute, für eine deutliche mentale Beruhigung sind aber auch zwei bis drei Minuten notwendig. Bei der Funktionellen Entspannung (FE) werden die wirksamen Anteile beider Techniken quasi integriert. Marianne Fuchs hat die Methode, die im Grunde auf psychophysiologischen Reflexen basiert, zwischen 1943 und 1993 entwickelt. Basis ist ein Zusammentreffen von drei Bedingungen:

1. Lenken wir die Aufmerksamkeit auf die Körperselbstwahrnehmung durch
2. kleine Bewegungen an kleinen Gelenken, wie z. B. dem Kiefer, im Hals-Kopf-Übergang, der Wirbelsäule oder der Schulter
3. in einer Phase der Ausatmung, die einige Sekunden verlängert wird.

Überall, wo es im Körper Gelenke gibt, können wir Entspannung erzeugen durch das Anwenden dieser einfachen drei – wie Fuchs gerne sagte »Spiel-Regeln« und auf diesem Weg einen Entspannungsprozess einleiten, der auch die neurovegetativen Reflexe auslöst.

1. Alles im Aus – d. h. wir machen uns bewusst, dass die Ausatemphase wichtig ist, und verlängern diese – durch Seufzen, das auch tonlos sein kann, oder Gähnen.
2. Wir konzentrieren uns auf unseren Körper. Wie geht das? Als Erwachsene nehmen wir unseren Körper meis-

tens nur noch wahr, wenn er schmerzt. Wir nutzen ganz einfach die kleinen Bewegungen an den kleinen Gelenken – nicht wie eine gymnastische Übung, die würde natürlich auch funktionieren, aber manchmal gibt es nicht die Möglichkeit zu laufen oder zu tanzen. Die Bewegungsmuster der FE ähneln in der Zusammenschau eher einer Marionette, die sich aufrichtet.

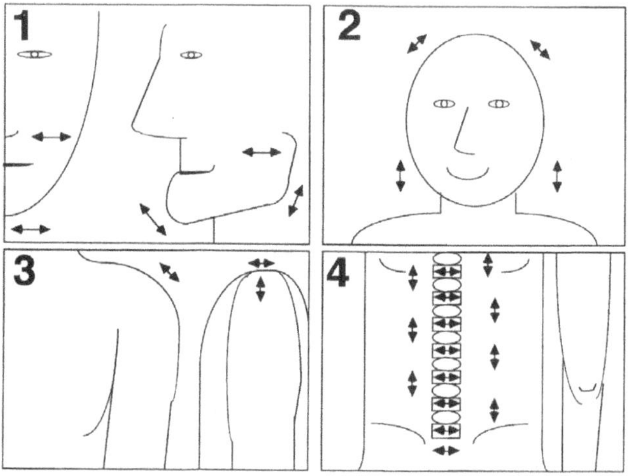

Abbildung 4: Funktionelle Entspannung: vier Möglichkeiten. Die Bilder 1, 2 und 4 zeigen mögliche »kleine« Gelenke, Bild 3 zeigt als Beispiel auch ein »großes« Gelenk, die Schulter – auch hier sind »kleine« Bewegungen in allen drei Dimensionen möglich.

Im dritten Schritt, nach fünf bis zehn Sekunden, sollte man innehalten und »nachspüren«, was sich durch die Aufmerksamkeitslenkung auf der Empfindungsebene verändert hat.

Funktionell zu entspannen, bedeutet entspannen, um ... zu ..., also mittels einer einfachen Technik während einer

Aktivität, die auch sportlich sein kann, beim Arbeiten in einer Zwangshaltung als Handwerker oder im Büro. Aber auch vor dem Einschlafen, um ein Umschalten auf eine trophotrope Reaktionslage (siehe auch S. 62) zu erreichen. Die Methode integriert – kurz zusammengefasst – Regulationsmöglichkeiten auf der körperlichen Ebene.

Daneben gibt es aber noch ein weiteres wichtiges Element: Das Beschreiben dessen, was man empfindet: Vor sich selbst, als einer Art innerer Zuhörer – immer wieder, vielleicht 100 mal am Tag – und damit wird man quasi zum eigenen »Zeugen«. Sich selbst ernst zu nehmen, sich um sich zu kümmern, wären andere kurze Sätze dafür. Beim Erlernen der Methode hat man jedoch ein reales Gegenüber, den FE-Therapeuten, der sich interessiert, Anregungen gibt und mit-fühlt. Dabei können zwei Dinge passieren: Zum einen entsteht über das Anwenden der Funktionellen Entspannung ein körperliches Kohärenzgefühl – eine Verbindung zwischen Empfindungen, der Versprachlichung dieser Empfindungen, das Entdecken der körperlichen Wurzeln unserer Sprache, aber auch des abstrakten Denkens, und damit ist es auch ein Brückenschlag zu Antonovskys Kohärenzgefühl im übertragenen Sinn, dem wir uns im letzten Abschnitt des Buches nun noch einmal nähern wollen.

Im Kontext unserer »Ersten Hilfe für die Seele« ist die Funktionelle Entspannung eine weitere interessante Option, sich elegant selbst zu stabilisieren. Ausführlicher wird die Methode in den Büchern »Der Regensburger Weg« oder »funktionell entspannen lernen« in einer Sprache, die auch Nicht-Psychotherapeuten verstehen können. Weiterhin gibt es einige Fachbücher, die ich im Literaturverzeichnis empfehlen möchte.

Gesundheit generieren trotz widriger Umstände: Salutogenese

Lassen Sie uns mit einer kurzen Geschichte beginnen: Krieg hat viele Schauplätze – Lager sind einer davon, die Konzentrationslager in Nazi-Deutschland ein ganz besonderer.

Prof. Aaron Antonovsky, ein US-amerikanisch-israelischer Soziologe hat sich für das Phänomen interessiert, warum Menschen, die eigentlich unter denselben Bedingungen zu leiden hatten, das Leben später mehr oder weniger gesund und erfolgreich meisterten und vor allem unterschiedlich lange überlebten. Bemerkenswert ist, dass biologische Gründe – außer im Einzelfall – keine wissenschaftlich gesehen entscheidende Bedeutung haben, sondern psychosoziale.

Er beschreibt drei abgrenzbare Faktoren, die wichtig sind, wenn es um die Bewältigung von Problemen geht und darum, sich nicht unterkriegen zu lassen. Diese fasst er später in einem Modell zusammen.

1. Sinnhaftigkeit: Die Existenz des Einzelnen sollte in einem größeren Zusammenhang zu einer sozialen Gemeinschaft stehen. Die Frage ist dann aber, wie kann persönlich erlittenes Leid, z. B. Folter oder einen Terrorangriff zu überleben, in diesem Kontext eingebettet sein: Zum Beispiel, um davon später zu berichten und

die anzuklagen, die den Terror zu verantworten haben, und die Terroristen und Kriegsverbrecher oder Selbstmordattentäter dadurch zu bestrafen, dass man weiterlebt, auch wenn ein Bein abgerissen wurde. Das Opfer kann noch Kinder und Kindeskinder bekommen, die Familie wieder wachsen. Der Attentäter dagegen wird keine weiteren Nachkommen haben. Und jemand der im Gefängnis sitzt, wird auch deutlich weniger Möglichkeiten finden, eine Familie zu gründen.

2. Verständlichkeit (»comprehensiveness«) Menschen wollen nachvollziehen können, warum das Leben so läuft wie es läuft. Eine der schlimmsten Belastungen, die die Grausamkeit von Folter annehmen kann, die Menschen erfunden haben, ist die Willkür (wie im Beispiel des Films »Schindlers Liste«).
3. Handhabbarkeit der Lebensumstände (»manageability«) bezeichnet die Möglichkeit, die Alltagsumstände zu gestalten und bewältigen, Normalität auch unter widrigsten Umständen wie z. B. eine Tagesstruktur, oder regelmäßige Aufgaben. Sie machen allerdings auch eine aktive Teilnahme erforderlich. In dieser Hinsicht zu motivieren, ist auch eine Aufgabe der Menschen, die Traumatisierte begleiten.

Alle drei Faktoren werden zusammengefasst als Kohärenzgefühl bezeichnet.

Es gibt eine Anzahl von typischen Einstellungen, die die Ausprägung dieses beschriebenen Kohärenzsinns aufzeigen und die auch über einen Fragebogen abgefragt werden können, in der hier beschriebenen Kurzform (SOC-13) mit 13 Fragen, dann allerdings ohne die einzelnen beschriebenen drei Faktoren differenziert zu betrachten. So erhält man letztlich in eine Zahl, wenn man die Antworten jeweils graduiert (*überhaupt nicht = 0, kaum = 1, teils/teils = 2, überwiegend = 3, vollständig = 4*; siehe auch Revidierter Kohärenzsinn Fragebogen). Das Konzept ist plausibel, aber wissenschaftlich nicht unumstritten. Das Kohärenzgefühl korreliert umgekehrt proportional sehr stark mit anderen psychologischen Konstrukten, z. B. Ängsten (Brähler und Singer, 2007). Die Fragen sind:

1. Trotz allem kann ich mit schlimmen Erfahrungen etwas anfangen.
2. Zu dieser Welt gehört auch das Böse.
3. Grundsätzlich weiß ich, dass ich plötzlich etwas ganz Grauenhaftes oder Schockierendes erleben könnte.
4. Ich bin überzeugt davon, dass viele negative Gefühle (z. B. Wut) auch positive Seiten haben.
5. Ich berücksichtige in meinem Tun und Denken, dass die Dinge oft zwei Seiten haben: gute und schlechte.
6. Schwierige Situationen überfordern mich.
7. Man kann immer einen Weg finden, mit schmerzlichen dingen im Leben fertig zu werden.
8. Aufgrund meiner Lebenserfahrung kann ich gut mit neuen Situationen umgehen.
9. Ich kann die Dinge hinnehmen, wenn sie sich nicht verändern lassen.
10. In Situationen den Überblick zu behalten, ist mir wichtig.
11. Normalerweise kann ich eine Situation aus mehreren Perspektiven betrachten.
12. Ich versuche immer, die Dinge in einem Zusammenhang zu sehen.
13. Ich bemühe mich, wenn ich vor Probleme gestellt werde, unterschiedliche Sichtweisen zu berücksichtigen.

Das Kohärenzgefühl ist in der Regel über die Lebenszeit stabil, wie eine Persönlichkeitseigenschaft, und voll ausgebildet bis zum 30. Lebensjahr. Es beinhaltet Vertrauen in die Welt und in die Stabilität der eigenen Fähigkeiten, insbesondere die Anpassung und Einschätzung der Abläufe in der Welt. Kohärenz bedeutet, dass Informationen aus der Umwelt (Reize) sich immer wechselseitig auf alle anderen Einflüsse/Reize beziehen, also auf das Subjekt im jeweiligen Kontext, der sich idealerweise vorhersagbar entwickelt.

		Männer (N = 855)			Frauen (N = 1.089)		
PR	**T**	18–40 (N = 275)	41–60 (N = 316)	61–90 (N = 264)	18–40 (N = 384)	41–60 (N = 360)	61–92 (N = 345)
5	34	44	47	45	44	47	43
10	37	50	51	48	49	49	47
15	40	53	53	51	51	51	50
20	42	55	56	53	53	54	53
25	43	59	58	55	56	56	54
30	45	60	60	57	58	58	56
35	46	62	62	59	59	59	58
40	47	63	64	61	60	60	60
45	49	65	65	63	62	61	62
50	**50**	**67**	**66**	**65**	**64**	**63**	**63**
55	51	70	67	66	65	64	65
60	53	71	69	67	67	67	66
65	54	73	71	68	69	68	68
70	55	74	72	70	70	69	70
75	57	76	74	72	72	71	72
80	58	78	76	73	73	73	74
85	60	79	79	75	77	76	76
90	63	81	80	78	79	78	79
95	67	83	84	84	82	81	82
100	89	91	91	91	91	91	91
M		67.31	66.82	64.62	64.52	64.42	64.00
SD		12.09	11.08	11.56	11.61	10.95	12.05

*Abbildung 5: SOC-Werte verschiedener Altersgruppen. [(Ihr Wert)*100]/52 = Ihr Prozentrang. Je höher der Wert, desto besser ist das Kohärenzgefühl (engl. SOC), d. h., die Prozentzahl unter Ihrem Wert entspricht dem Anteil der Personen, die einen schlechteren SOC haben.*

Ein gutes Kohärenzgefühl geht einher mit dem Gefühl subjektiver Gesundheit, allgemeinem Wohlbefunden und einem guten Selbstwert, sowie geringer persönlichkeitsbegründeter Ängstlichkeit. Es korreliert mit risikovermeidendem und präventivem Gesundheitsverhalten, in der Regel haben Personen mit einem hohen Kohärenzgefühl gute Partnerschaften, eine bessere allgemeine Befindlichkeiten und Zufriedenheit mit dem eigenen sozialen Netz. Überforderung reduziert erfahrungsgemäß das Kohärenzgefühl, auch im Alter nimmt es ab, weil die Lebenserfahrung zeigt, dass es auch negative Aspekte gibt, die durch Optimismus nicht aufgewogen werden können und schon alleine das körperliche Ausgeliefert sein, chronische Krankheit, mangelnde Perspektiven oder kognitive Einbußen die jeweilige Einschätzung und damit auch den individuellen Summenscore verschlechtern.

Zusammenfassung und Ausblick

Ich habe versucht aufzuzeigen, warum wir uns mit dem »Kriegsschauplatz Gehirn« beschäftigen müssen. Sie haben erfahren, was Trauma bedeutet, und in welchen Dimensionen wir es betrachten müssen.

Sie haben sich damit beschäftigt, wie wir belastende Situationen normalerweise bewältigen und was passiert, wenn wir uns um Menschen *nicht* kümmern, die Belastendes erlebt haben, aus ihrer gewohnten Umgebung gerissen sind und über keine ausreichend greifbaren sozialen Netzwerke verfügen, insbesondere bei Kindern.

Und ... Sie haben einen »Erste-Hilfe-Kurs« für die (Ihre) Seele erhalten.

Sie finden weiterhin

- Literaturverweise, besonders hinsichtlich der wissenschaftlichen Begründung,
- ein Abbildungsverzeichnis sowie
- Links.

Statt eines Nachworts

Die wichtigste Botschaft ist, um in abgewandelter Form mit Friedrich dem Großen, dem Preußenkönig, zu sprechen: »Die einzige Art, länger zu leben ...«, die wir selbst in der Hand haben, ist mehr zu entspannen, um den biologischen Stress zu reduzieren und Infektionen und Krebszellen besser in Schach halten zu können. Im Original ist das Zitat kürzer: »Die einzige Art, länger zu leben, ist ... weniger schlafen«, was ich, wenn Sie meine Texte gelesen haben, ja so nicht unterschreiben würde.

Ich versuche Ihnen die wichtigsten Grundlagen dazu, mein »Entspannungs-ABC« oder den Erste-Hilfe-Kurs für die Seele, mnemotechnisch so zu transportieren, dass Sie sie immer parat haben und jederzeit für sich einsetzen können. Logischerweise tauchen diese Elemente auch in den Schriften, die ich für andere Zielgruppen entwickelt habe, wieder auf. Das mag Sie vielleicht enttäuschen, weil Sie, wenn Sie das nächste Büchlein in die Hand nehmen, das ein oder andere wiederentdecken (müssen), denn die Basis-Botschaft bleibt ja dieselbe. Also bitte verzeihen Sie mir die Redundanz und nehmen Sie es mit der über 2.000 Jahre alten Weisheit »repetitio est mater studiorum«.

Habe die Ehre! Ihr Thomas H. Loew

Anhang

Die Flüchtlingskrise zur Chance wandeln: TraumaHelfer

In den letzten beiden Jahren sind mehrere 100.000 Flüchtlingskinder in Deutschland angekommen und werden wohl auch mehrere Jahre bleiben, Schulen und Ausbildungen durchlaufen. Das sollten sie. Mit Nutzen für sich und ohne die einheimischen Schülern zu stören. Wir wissen, dass Kinder, die sich – aus welchen Gründen auch immer – nicht konzentrieren können, auch den Lernprozess der anderen beeinträchtigen. Was kann hier belasten? Hunger, Stress in der Familie, z. B. auch durch chronische Krankheit und Traumatisierung. Wir müssen leider damit rechnen, dass jedes 40. Flüchtlingskind schwer traumatisiert ist und mittelfristig umfangreiche professionelle Hilfe brauchen wird, und etwa jedes zehnte Kind so beeinträchtigt ist, dass es Symptome zeigt, die wir im obigen Sinn ernst nehmen müssen, Symptome wie Bewegungsunruhe, Unkonzentriertheit, unkooperatives Verhalten, Aggressivität, Schlafstörungen oder Tagträumen.

Die deutschen Kinder- und Jugendlichenpsychotherapeuten (ca. 3.000 an der Zahl und unsere 700 Kinder- und Jugendpsychiater) können vielleicht noch die schwer traumatisierten auffangen, aber nicht die große Zahl an Gefährdeten.

Deshalb müssen wir neue Wege gehen: Die Vielzahl an freiwilligen, ehrenamtlichen Helfern hat uns ermuntert, das z. B. in Brasilien, Mexiko, Ruanda oder im Kosovo) bereits praktizierte Modell der angeleiteten Laienhilfe anzuwenden, und es hier bei uns im wahren Sinne des Wortes ins Spiel bringen. Im Rahmen der Psychotherapie im engeren Sinn – konkret – als Helfer in der Therapiestunde in der etablierte Methoden der Kinderpsychotherapie zum Einsatz kommen (ähnlich wie auch Eltern oder andere sinnvolle Unterstützer wie etwa Erzieher eingebunden werden würden). Die Verantwortung in und für diese Psychotherapie in der Gruppe tragen die approbierten ärztlichen und nichtärztlichen Psychotherapeuten für Kinder- und Jugendliche. Daneben können die konkreten Selbststabilisierungstechniken, die wir in unserem Kurs vermitteln auch in den Zeiten, in denen die Kinder und Jugendlichen nicht in der Therapiestunde sind, nützlich sein: In der Ganztagsbetreuung, der Übergangsklasse oder in der Wohneinrichtung.

Was ist ein TraumaHelfer?

- Ein engagierter Mensch, der sich vorstellen kann, ein Kind für einen halben Tag in der Woche für zehn Termine verbindlich nach einer zweitägigen Schulung zu begleiten, und der auch bei schlimmen Geschichten zuhören kann.
- Idealerweise jemand, der schon von Berufswegen eine Ahnung von psychiatrischen Erkrankungen hat und mit Kindern umgehen kann (Mediziner, Psychologen, Sozialpädagogen, Pflegekräfte, Lehrer oder Studeierende dieser Berufsgruppen, Personen, die in den entsprechen-

den Arbeitsfeldern für Flüchtlinge tätig sind, allgemein in Sachen Gesundheit Tätige, erfahrene Eltern etc.)

- Der oder die den TraumaHelfer-Kurs mitgemacht hat und sich dann selbstständig fortbildet (z. B. einschlägige Literatur) und dann Kinder unter kinderpsychotherapeutischer/Trauma-therapeutischer Anleitung und Supervision in unserem Konzept begleitet.

Wie sieht die TraumaHilfe inhaltlich aus?

Bei den Kindern bis zwölf Jahren arbeiten wir mit SPRINTS (Sand Play Reprocessing Integrating Non-verbal Trauma-Techniques and Selfstabilization, Leinberger und Loew, 2016) Neben der Sandspieltherapie im engeren Sinn (wissenschaftl. Nachweise siehe Leinberger und Loew, 2016) werden bei diesem Konzept »uralte« Selbstentspannungstechniken integriert (Atmungs- und Bewegungsübungen, die sich die Kinder bei den geschulten Betreuern abschauen können) (Rosaura Polak et al., 2015; Meier und Welch, 2015; Regehr et al., 2013; van der Zwan et al., 2015).

Eine weitere Komponente unseres Ansatzes ist das Eye Movement Desensitization and Reprocessing (EMDR). Mittlerweile ist diese Methode auch sozialrechtlich vom wissenschaftlichen Beirat Psychotherapie und bei Erwachsenen auch durch den gemeinsamen Bundesausschuss der KV, der Deutschen Krankenhaus Gesellschaft (DKG) und der Kostenträger (GBA) anerkannt (Ärzteblatt, 2016c).

Weiter nutzen wir die in der Traumatherapie etablierten Methoden der Bibliotherapie (Therapeutisches Schreiben nach Pennebaker), Lifeline-Arbeit (beschrieben von Peter Levine), Malen im Sinne der Kunsttherapie und die in der Flüchtlingsarbeit seit vielen Jahren etablierte Methode der Narrativen Expositionstherapie.

EMDR
(Eye Movement Desensitization and Reprocessing)
Es handelt sich um eine wissenschaftlich gut belegte Methode, in der, wie eigentlich der Name schon beschreibt, mehrere Elemente zusammenkommen. Es geht 1.) um eine »Wiederaufbereitung« – »reprocessing«: Die belastende(n) Geschichte(n) werden in einem geschützten Rahmen wiedererzählt, manchmal mehrmals – d.h. in einer Therapiesitzung, nachdem vorher durch den Einsatz von Entspannungstechniken eine emotionale Stabilisierung erreicht wurde – und damit eine doppelte Sicherheit – einmal im Bezug zum Psychotherapeuten und einmal im Zuge der vegetativen und emotionalen Selbststabilisierung. 2.) wird während des Erzählens gleichzeitig eine Methode der bilateralen Stimulierung eingesetzt; bilateral bedeutet hier, beide Hirnhälften müssen aktiviert werden. Das geht am einfachsten durch das Anstoßen von Augenbewegungen durch einen äußeren Reiz, z.B. einem Finger, auf den sich der Patient konzentrieren soll und der in seinem Blickfeld etwa im Sekundenrhythmus von links nach rechts wandert, etwa 25 mal, während der Patient erzählt. Wichtig sind dabei das gleichzeitige »Eye Movement« – wobei die bilaterale Stimulierung zu einer »Desensitization«, also einem »Unempfindlich machen« führt. Das zeigt sich nach außen in einer deutlichen Abnahme der emotionalen Beteiligung beim Erzählen. Bei einem einfachen Trauma lässt sich so in etwa zehn Sitzungen (wie schon beschreiben »Reprocessing« – Wieder-Aufbereiten) eine deutliche Symptomreduktion erreichen (Symptome siehe S. 71) (Dt. Ärzteblatt, 2016).

Damit ist unser Behandlungskonzept empirisch deutlich besser abgesichert als schätzungsweise 90% der bei Kindern und Jugendlichen zur Anwendung kommenden Behandlungsmethoden, die eher auf Expertenempfehlungen und theoretischen Überlegungen fußen und nicht einmal in nicht-kontrollierten Studien überprüft worden sind. Die Rekrutierung von Bezugspersonen zur Unterstützung in der Trauma-Einzeltherapie ist ebenfalls nicht neu. Einzig das Konzept, in der Gruppe zu arbeiten, also mit den Trauma-Helfern zusammen mit etwa 22 Menschen in einem Raum, aber auch hier gibt es anekdotisch Vorerfahrungen aus Südamerika (»Trauma Interventions in War and Peace, 2016«). 22 Menschen in einem Raum? In jedem Klassenzimmer sind mehr Kinder. Geht es nicht auch ein bisschen kleiner? Eben nicht, wenn wir die Reichweite des Traumatherapieangebots erhöhen wollen.

Wie läuft die Behandlung ab?

Vorphase: Ein Kinder- und Jugendlichenpsychotherapeut mit Traumaexpertise untersucht Kind und Familie, wenn bei dem Kind Symptome wie oben beschrieben zu beobachten sind und erhebt eine Anamnese, evtl. unter Zuhilfenahme eines Dolmetschers, damit die Geschichte auch gut verstanden und dokumentiert werden kann. Die Untersuchung erfolgt bei einem von der KV-zugelassenen Kinder-und Jugendpsychotherapeuten oder eines Kinder- und Jugendpsychiaters oder einer geeigneten Ambulanz mit den Untersuchungsinstrumenten, die sich in der Flüchtlingsversorgung als hilfreich erwiesen haben: DSRS zur Abschätzung des Schweregrads des depressiven Syndroms, Fragebogen für Somatogene Dissoziation, sowie den UCLA-Child-PTSD-Reaction Index und Children Impact of Event Scale

(CRIES-8), bzw. für die Jugendlichen Impact of Event Scale (IES-8) für die Traumabelastung. Die Fragebögen sind in unterschiedlichen Sprachen vorhanden bzw. werden derzeit noch von Fachkräften übersetzt. Verfügbare Sprachen sind englisch, arabisch, farsi und dari, kurdisch und pashtu (siehe www.gewiss-ev.de).

Hat das Kind Hilfe nötig, ist aber nicht schwer traumatisiert, wird es am besten quartalsweise z. B. an einem Nachmittag in der Woche (oder in der Schule, wenn es eine Übergangsklasse besucht und die Schule Zeit und Raum zur Verfügung stellt) mit bis zu neun anderen Kindern, die auch alle von je einem TraumaHelfer begleitet werden in Anwesenheit des erfahrenen Psychotherapeuten behandelt, der »on the flight« supervidiert. Die Gruppe beginnt mit einem gemeinsamen Lied, das bereits Selbststabilisierungstechniken beinhaltet, dann folgen 10–15 Minuten Spielphase, Emotionsregulation und Dokumentation, eine zweite gemeinsame Stabilisierung, eine zweite Spielphase und dann ein gemeinsamer Abschluss. Im Anschluss daran gibt es noch eine etwa 45 Minuten dauernde Nachbesprechung unter den TraumaHelfern mit dem Psychotherapeuten. Nach zehn Therapieeinheiten (in der Regel innerhalb von zehn Wochen) ist die Behandlung beendet. Ältere Kinder und Jugendliche wollen nicht mehr mit Sand spielen, hier nutzen wir unser Konzept »PART-

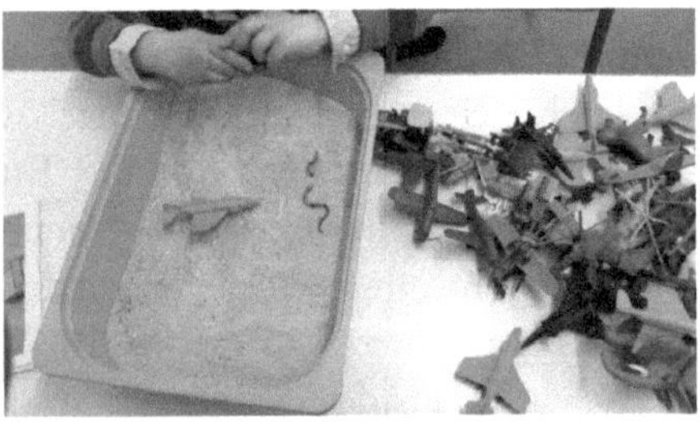
Abbildung 6: Kind beim Sandspiel in einer TraumaHelfer-Gruppe

NERS«, das angeleitetes Malen und Zeichnen, therapeutisches Schreiben, Erfassung der Biografie und Bearbeitung der belastenden Erlebnisse mit emotionsfokussierten Stabilisierungstechniken durch bilaterale Stimulation strukturiert verbindet. Auch das wäre in der Gruppe ohne die Assistenz der TraumaHelfer nicht denkbar.

Unseren TraumaHelfern bieten wir über die besagten Behandlungstechniken hinaus erprobte und wissenschaftlich belegte Selbststabilisierungstechniken zur unmittelbaren Entlastung und Psychohygiene an sowie internetgestützte pseudonymisierte Vorher- Nachher Selbstuntersuchungen mittels Fragebögen, um die eigene Belastung während der TraumaHelfer-Tätigkeit festzustellen.

Bisher haben wir in unseren Kursen mehr als 400 TraumaHelfer und professionelle Kinder- und Jugendlichenpsychotherapeuten oder ärztlichen Psychotherapeuten mit entsprechender Qualifikation, die als sogenannte« Multiplikatoren« dienen, erreicht sowie mehr als 100 Teilnehmer bei Inhouse-Schulungen in den Einrichtungen, etwa 50 Schulpsychologen und mehr als 200 Lehrer in speziellen Fortbildungen. Der erste Behandlungszyklus mit neun Kindern zwischen vier und zwölf Jahren ist nun erfolgreich abgeschlossen (zehn Gruppennachmittage), sieben konnten beobachtbar und auch bestätigt durch die Eltern und Betreuer sehr profitieren, bei zwei Kindern konnte eine behandlungsbedürftige Depression und Posttraumatische Belastungsstörung verifiziert werden, diese brauchen weiter intensivere Therapie.

Unsere bisher ausgebildeten TraumaHelfer sind deutschlandweit von Flensburg bis Rosenheim, Österreich, der Schweiz und Frankreich ansässig.

Es gibt den schönen Grundsatz, dass Psychotherapeuten

keine Richter und keine Pfarrer sein sollen, d. h. empathisch, nicht manipulativ und weltanschauungsfrei – ausgerichtet nach dem Kant'schen kategorischen Imperativ, der da lautet: *»Handle nur nach derjenigen Maxime, durch die du zugleich wollen kannst, dass sie ein allgemeines Gesetz werde.«* oder dem alten chinesischen Sprichwort, das auch in unserem Kulturkreis einen hohen Stellenwert hat: Was du nicht willst, das man dir tu … das füg auch keinem anderen zu. Trotzdem möchten wir doch eine philosophische Grundausrichtung der TraumaHilfe voranstellen: Die Grundgedanken der Salutogenese, die von Aaron Antonovsky entwickelt wurden, nachdem er sich die Frage gestellt hatte, welche Faktoren die Überlebenszeiten nach vergleichbaren Belastungen, zum Beispiel einem Aufenthalt im Konzentrationslager beeinflussen könnten.

Mehr zum Thema finden Sie in Leinberger/Loew: Die Flüchtlingskrise in eine Chance wandeln: TraumaHelfer – Der Regensburger Weg, *2016.*

Abkürzungen

BAMF: Bundesamt für Migration und Flüchtlinge
CRIES-8: Children Impact of Event Scale
DSRS: Depression Self Rating Scale
EMDR: Eye Movement Desensitization and Reprocessing
FE: Funktionelle Entspannung
GBA: gemeinsamen Bundesausschuss der KV, der Deutschen Krankenhaus Gesellschaft (DKG) und der Kostenträger
IES-8: Impact of Event Scale
KJP: Kinder- und Jugendlichenpsychotherapeut/in
KV: Kassenärztliche Vereinigung
PARTNERS: Painting and Rewriting as a Traumafocused Nonverbal Enhancement and Regulation of the Self.
PTBS: Posttraumatische Belastungsstörung
PTSD: Posttraumatic Stress Disorder
SPRINTS: Sand Play Reprocessing Integrating Non-verbal Trauma-Techniques and Selfstabilization
SURE: Somatic Universal Regulative Exercise
UCLA: in University of California Los Angeles-Child-PTSD-Reaction Index

Literatur

Allmendinger J. (Hrsg.): Jahresbericht des Wissenschaftszentrums Berlin für Sozialforschung, Berlin, 2013

Bacque, J.: Der geplante Tod. Deutsche Kriegsgefangene in amerikanischen und französischen Lagern 1945–1946. Ullstein Zeitgeschichte, 6. Auflage 1996

Baer U., Frick-Baer G.: Das ABC der Gefühle, Beltz Verlag, 2008

Bauer J.: Warum ich fühle, was Du fühlst: Intuitive Kommunikation und das Geheimnis der Spiegelneurone. Hofmann und Campe, Hamburg 2005

Bengel J., Lyssenko L.: Resilienz und psychologische Schutzfaktoren im Erwachsenenalter. Stand der Forschung zu psychologischen Schutzfaktoren von Gesundheit im Erwachsenenalter. Schriftenreihe zu Forschung und Praxis der Gesundheitsförderung, Band 43. Köln: Bundeszentrale für gesundheitliche Aufklärung. 2012

Blake D.D., Weathers F.W., Nagy L.M., Kaloupek D.G., Gusman F.D., Charney D.S., Keane T.M.: The development of a Clinician-Administered PTSD Scale. J Trauma Stress. 1995; 8 (1): 75–90

BPtK-Studie zur stationären Versorgung psychisch kranker Menschen, BPTK, 2014

Brähler E., Singer S.: Die Sense of Coherence Skale, Vandenhoeck &Rupprecht, Göttingen, 2014

Ebert D., Hornig T., Loew T.H. Psychiatrie systematisch, Unimed Verlag, Bremen, 9. Auflage, 2016

Friedman M.J.: Posttraumatic stress disorder. J Clin Psychiatry 58: 33–36 (1997)

Grunwald M. (Ed.): Human Haptic Perception – Basics and Applications. Birkhäuser, Berlin, Basel, Boston, 2008

Hafting T., Fyhn M., Molden S., Moser M.B., and Moser E.I. Microstructure of spatial map in the entorhinal cortex. Nature 436, 801–806 (2005)

Hoffman K., Cole E., Playford E.D., Grill E., Soberg H.L., Brohi K.: Health Outcome after Major Trauma: What Are We Measuring? PLoS One. 9 (7): e103082 (2014)

Holt-Lunstad J., Birmingham W.A., Light K.C.: nfluence of a »warm touch« support enhancement intervention among married couples on ambulatory blood pressure, oxytocin, alpha amylase, and cortisol. Psychosom Med. 70 (9): 976–985 (2008)

Hosseini K.: Der Drachenläufer, Piper Verlag, München, 2003

Leclère C., Viaux S., Avril M., Achard C., Chetouani M., Missonnier S., Cohen D.:,. Why Synchrony Matters during Mother-Child Interactions: A Systematic Review, 2014

Li T., Wang P., Wang S.C., Wang Y.F.: Approaches Mediating Oxytocin Regulation of the immune System frontiers in immunology doi: 10.3389/fimmu.2016.00693 (2017)

Loew T.H.: Wenn die Seele den Körper leiden lässt, TRIAS Verlag, Stuttgart, 1998

Loew T.H.: Facharzt für Psychosomatik und Psychotherapie – der Prüfungsvorbereitungskurs. Ärztliche Psychotherapie und Psychosomatische Medizin. 2015 (Vol. 10): 161–165

Meier N.F., Welch A.S.: Walking versus biofeedback: a comparison of acute interventions for stressed students. Anxiety Stress Coping. 29 (5): 463–478 (2016)

Nickel M., Leiberich P., Nickel C., Mitterlehner F., Tritt K., Lahmann C., Forthuber P., Rother W., Loew T.: The occurence of posttraumatic stress disorder in patients following intensive care treatment: A cross sectional study in a random sample. J Intens Care Med 19, 285–290 (2004)

Pennebaker J.W., Biall, S.K.: »Confronting a traumatic event: Toward an understanding of inhibition and disease«. Journal of Abnormal Psychology 95 (3): 274–281 (1986)

Pieh C., Frisch M., Meyer N., Loew T., Lahmann C.: Validity of the axis »conflicts« of the Operationalized Psychodynamic Diagnostics (OPD). Z Psychosom Med Psychother. 55 (3): 263–281 (2009)

Ramseyer F., and Tschacher W.: Nonverbal synchrony of head- and body-movement in psychotherapy: different signals have different associations with outcome. Psychoneuroendocrinology 36 (8): 1249–1256 (2011)

Schirrmacher F.: Minimum, Karl Blessing Verlag, München, 2006

Spratt E.G., Marsh C., Wahlquist A.E., Papa C.E., Nietert P.J., Brady K.T., Herbert T.L., Wagner C.: Biologic effects of stress and bonding in mother-infant pairs. Int J Psychiatry Med. 2016; 51 (3): 246–257

Statistisches Jahrbuch 2013. Statistisches Bundesamt, Berlin, 2014

Sumioka H., Nakae A., Kanai R., Ishiguro H.: Huggable communication medium decreases cortisol levels. Sci Rep. 23; 3: 30–34 (2013)

Tomasello M.: Eine Naturgeschichte der menschlichen Moral. Suhrkamp Verlag, Berlin 2016

Weingarten C.P., Strauman T.J.: Neuroimaging for psychotherapy research: current trends. Psychother Res. 25 (2): 185–213 (2015)

Wissenschaftlicher Beirat Psychotherapie. EMDR als Psychotherapiemethode zugelassen. Dtsch Arztebl 112 (15): A–694 (2015)

Die Zusammenstellung der ausführlichen Literatur zu den Entspannungstechniken findet sich in:

Leinberger B., Loew T.: Die Flüchtlingskrise in eine Chance wandeln – Der Regensburger Weg. Regensburg, 2016; Selbstverlag, erhältlich über www.gewiss-ev.de oder amazon.

Weitere Empfehlungen

Anonyma: Eine Frau in Berlin. Tagebuchaufzeichnungen 20. April–22. Juni 1945, BTB Verlag, Hamburg, 2008
Frank. O. H.: Anne Frank, Tagebuch, Fischer Verl., Stuttgart 2013
Jelinek E.: Neid. download unter www.elfriedejelinek.com
Joyce J.: Ulysses (Übers.: H. Wollschläger) Suhrkamp Verl., 2006
Müller H.: Atemschaukel. Carl Hanser Verl., München, 2009

2017 geplant

Loew T. H.: funktionell entspannen
Loew T. H.: »Combat Coaching« für Einsatzkräfte
Loew T. H.: Das Atem-Brevier – langsamer atmen, besser leben
Loew T. H.: Psychosomatik/Psychodynamik leicht gedacht (früher: Wenn die Seele den Körper leiden lässt)
Loew T. H.: Übergewicht – Adipositas – Diabetes mit Biofeedback behandeln
Loew T. H.: Stop Stress – Stop Smoking: Steps to Start a Longer Life

Links aus dem Text

TraumaHelfer: www.gewiss-ev.de
Funktionelle Entspannung: www.afe-deutschland.de
Entspannungsmethoden: www.dgaehat.de
www.huffingtonpost.de/thomas-loew/trump-wahlen-usa-trauma_b_12864366.html

YouTube-Links über die Stichwortsuche

»the hug that changed medicine«
»the still face experiment«
»monkees raisins experiment«
»thomas loew sure« oder »sure entspannung pur«
»the hold«

Die DVD *Kriegsschauplatz Gehirn* mit allen Filmbeispielen gibt es bei der www.filmgruppemuenchen.com oder bei amazon.

Abbildungen und Tabellen

Psychosozial-Verlag

Vamık D. Volkan, Elizabeth Zintl

Wege der Trauer

Leben mit Tod und Verlust

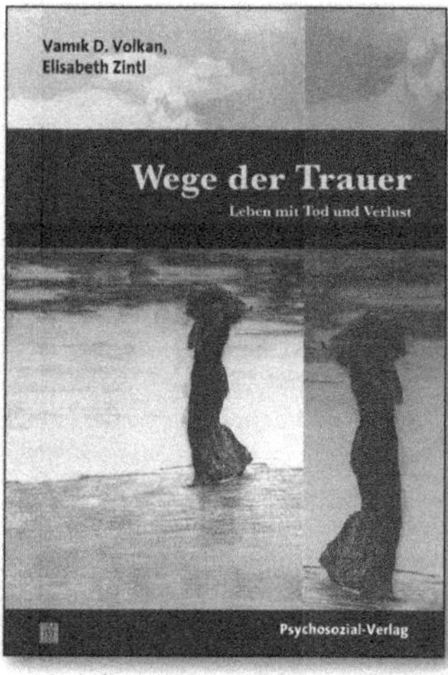

3. Auflage 2016 · 173 Seiten · Broschur
ISBN 978-3-8379-2613-2

»Nirgends gibt es ein besseres Buch über Verluste und Trauer. Intelligent und mit Herz geschrieben, haben Volkan und Zintl einen Klassiker geliefert.«

Michael P. Nichols

»Welche Verwüstungen die Trauer auch immer mit sich bringen mag, sie hat dieses wundervolle Buch hervorgebracht. Es ist ein besonderes Geschenk für uns.«

Rita Mae Brown

Vamık D. Volkan und Elizabeth Zintl zeigen anhand zahlreicher authentischer Fallgeschichten die Vielseitigkeit des Trauervorgangs. Sie beschränken ihre Überlegungen nicht auf das elementarste Ereignis, den Tod eines geliebten Menschen, sondern beziehen den Verlust des Heimatlandes, eines Lebenspartners durch Scheidung, Trennung von den Eltern oder von abstrakten Idealen mit ein. Volkan hat eine außergewöhnliche Therapie zur Bewältigung der Trauer entwickelt – eine Therapie zur Wiederbelebung des steckengebliebenen Trauerprozesses.

Walltorstr. 10 · 35390 Gießen · Tel. 0641-969978-18 · Fax 0641-969978-19
bestellung@psychosozial-verlag.de · www.psychosozial-verlag.de